JN327777

## 訴訟事例から学ぶ 看護業務の リスクマネジメント

フレッシュナースなす子とベテランナースお松のホンネトーク付き

編著
日山　亨　広島大学保健管理センター
楠見 朗子　JR広島厚生連尾道総合病院
倉本 富美　三次地区医療センター

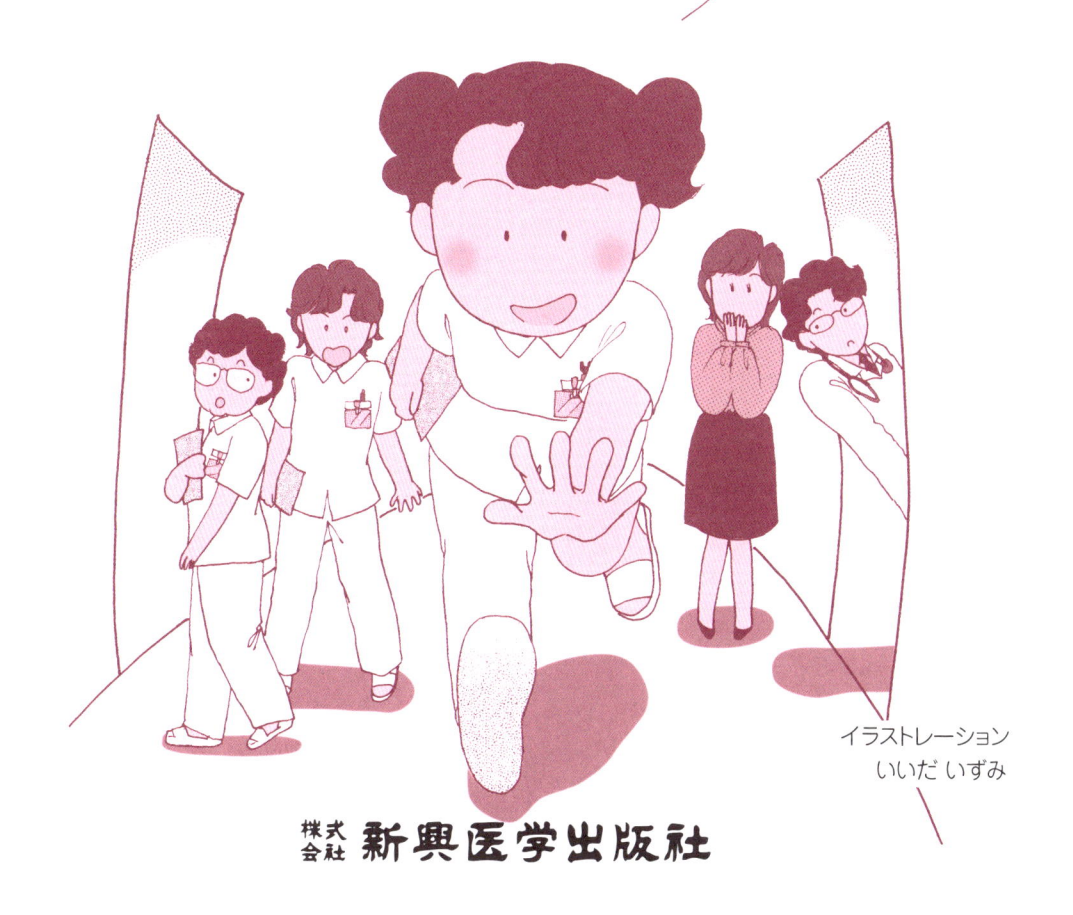

イラストレーション
いいだ いずみ

株式会社 新興医学出版社

## はじめに

　この本を手に取ってくださっている皆様，どうもありがとうございます．この本は，看護事故訴訟事例を題材に，日常の看護業務を見直してみたものです．フレッシュナースなす子とベテランナースお松のホンネトークをからめながら，落としてはいけない重要ポイントについて考えてみました．イラストをたくさん使って読みやすく，わかりやすく，そして，印象に残りやすくなるように，心がけたつもりです．いろいろな事例があり，皆様にとっても参考になる点が多いのではないかと思います．途中，「Q＆A」のコーナーや「キーワードチェック」のコーナーなどで，皆様が持っておられる疑問点の解消を目指しました．また，ちょっと息抜きのための「ナースにおすすめシネマ」のコーナーも用意しました（⁉）．

　この本が医療事故を減らすきっかけの一つになり，医療事故で苦しむ患者や家族，そして看護師が一人でも減ることにつながれば，大変うれしく思います．読み進めていただき，ご意見やご感想を聞かせていただければ幸いです．

平成24年2月

著者を代表して

日山　亨

# もくじ

## I 最初のカンファレンス ……………………………………………………………… 5

## II 看護事故─民事責任編 ………………………………………………………… 9

### その1　採血・注射 ………………………………………………………………… 10
【Case 1】手首の先にあるのは肘？事件（福岡地裁小倉支部平成14年7月9日判決）
【Case 2】その場所が忘れられなくて事件（大阪地裁平成10年12月2日判決）

### その2　検査補助 …………………………………………………………………… 19
【Case 3】注腸造影のはずが××造影事件（東京地裁平成14年2月20日判決）

### その3　外来診療補助 ……………………………………………………………… 21
【Case 4】急性アル中にご用心！事件（高松高裁平成18年9月15日判決）

### その4　患者の転倒・転落 ………………………………………………………… 27
【Case 5】ベッドからの転落も認知しよう事件（東京地裁平成8年4月15日判決）

### その5　身体拘束 …………………………………………………………………… 31
【Case 6】抑制は抑制的に事件（最高裁平成22年1月26日判決）

### その6　病室の見回り ……………………………………………………………… 35
【Case 7】喘息患児＋コップのおもちゃ＝？事件（東京高裁平成14年1月31日判決）

### その7　食事介助 …………………………………………………………………… 38
【Case 8】バナナはキケン？事件（東京地裁平成13年5月30日判決）

### その8　精神科看護 ………………………………………………………………… 42
【Case 9】口角の泡のなぞ事件（東京高裁平成13年9月12日判決）

## III 看護師の健康管理編 …………………………………………………………… 45
【Case 10】消毒薬でこんなになるなんて事件（大阪地裁平成18年12月25日判決）

## IV 看護事故─刑事責任編 ………………………………………………………… 51

C･O･N･T･E･N･T･S

### Q&A
1 損害賠償 ……………………………………………………… 13
2 偶発症 ………………………………………………………… 17
3 インターネットでの判決文入手 …………………………… 17
4 急性アルコール中毒 ………………………………………… 24

### キーワードチェック
1 懲役，禁錮，業務上過失致死傷罪 ………………………… 8
2 勾留，執行猶予，不起訴処分，書類送検，略式命令 …… 56

### フリートーク
1 音でお知らせ ………………………………………………… 29
2 ナースの健康 ………………………………………………… 50
3 最後にみんなで ……………………………………………… 58

### コーヒーブレーク「ナースにおすすめシネマ」
1 フレナースなす子のおすすめ編『私の頭の中の消しゴム』……… 18
2 ベテナースお松のおすすめ編『愛と死をみつめて』……………… 26
3 アラフォーナースけん子のおすすめ編『夕凪の街　桜の国』…… 34
4 イケメン先生のおすすめ編『ディア・ドクター』………………… 41
5 りつか先生のおすすめ編『それでもボクはやってない』………… 57

● Index ……………………………………………………………… 63

# 登場する人

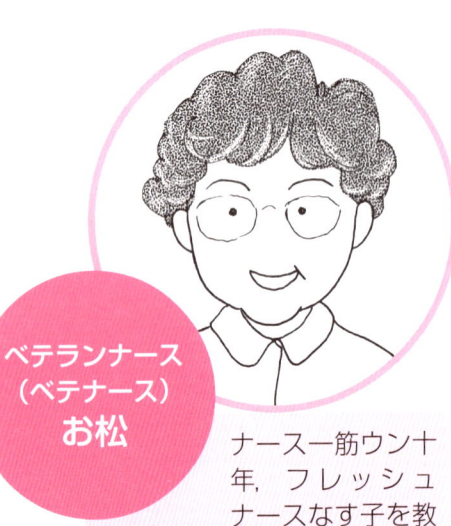

**ベテランナース（ベテナース）お松**

ナース一筋ウン十年．フレッシュナースなす子を教育中．好きな言葉は「あい」（愛のことらしい）．

**フレッシュナース（フレナース）なす子**

新人ナース．日々，修行中です．てんねんナース，おおかみナースなど，いくつもの名前を持つナース！？　恋人募集中．キャッチフレーズは，「災い転じて，福となす子！」．一緒に働くイケメン先生にひそかに恋心を寄せている．

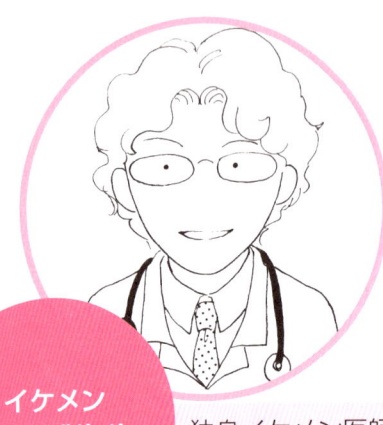

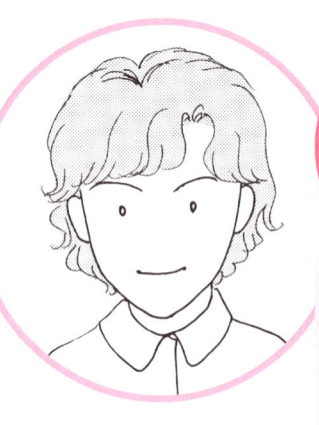

**アラフォーナース 中 堅子（なか けんこ）**

中堅ナース．アラフォーを満喫中．今回，進行係を担当します．

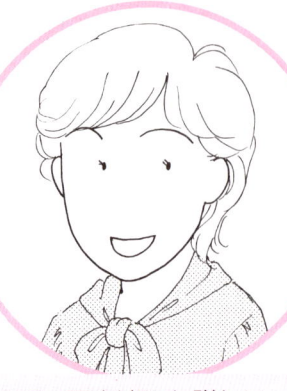

**イケメン イシダ先生**

独身イケメン医師．なす子やお松たちと一緒に働いている．なす子が自分に恋心を寄せていることには，まだ気づいていない．

**法 律華（ほう りつか）先生**

大学で法律を教えている．医事法にも詳しい．

# I

# 最初のカンファレンス

（アラフォーナースけん子，フレナースなす子，ベテナースお松，イケメン先生，りつか先生と全員が勢揃いしている）

アラフォーナースけん子：今回，訴訟事例を題材に看護業務の重要ポイントを考えていきますね．メンバーは，なす子ちゃん，お松様，イケメン先生，りつか先生，そして，私ということでよろしくお願いします．いいですね，皆さん．

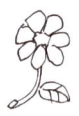

全員：は～い．

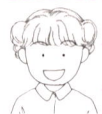

フレナースなす子：(小声でお松に) 私，ナースになったばかりでよくわかってないんですけど．

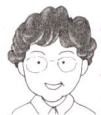

ベテナースお松：(小声でなす子に) いいのよ，もうナースとして働いている以上，あなたにも必要なことなんだから．

アラフォーナースけん子：では，りつか先生，最初に看護事故訴訟について，わかりやすく説明してもらえますか？

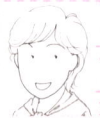

りつか先生：はい，看護事故訴訟というと，皆さんにとっては，かかわりたくないものの一つだと思いますけど，知らないと不安感ばかり増しますからね．訴訟に関することは知っておいて損はしないというよりも，ぜったい知っておいたほうがよいと思いますよ．まずは，訴訟の種類から説明しますね．聞いたことがあると思いますけど，訴訟には，民事訴訟，刑事訴訟，そして，行政訴訟の3種類があります．簡単に言うと，民事訴訟は，医療事故の場合，患者に生じた損害は病院側に責任があるとして，患者側が病院側に損害賠償することを命じるよう裁判所に請求して始まります．

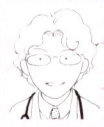

イケメン先生：お金の話ですね．

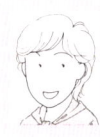

りつか先生：ええ，そうです．

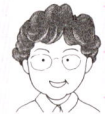

ベテナースお松：確認ですけど，患者に悪い結果が生じた場合でも，すぐに病院が悪いという話にはなりませんよね．

りつか先生：その通りです．医療従事者に過失があったかどうか，それが，事故と関係があるかどうか，また，その事故を避ける方法があったかどうかが問題となります．よろしいですか？
　そして，次の**刑事訴訟**は，事故につながったと思われる医師や看護師の行為が，刑罰という国からの制裁が必要な犯罪であるかどうかを争うものです．

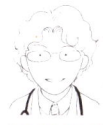

イケメン先生：**有罪**とか**無罪**とか，っていうやつですね．

りつか先生：そうです．刑法211条の**業務上過失致死傷罪**にあたります．有罪となると医師や看護師個人がその罪を負い，具体的には1月以上5年以下の**懲役**・**禁錮**または1万円以上100万円以下の**罰金**の間で刑が科されることになります．

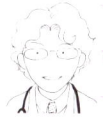

イケメン先生：これになっちゃうと，いわゆる前科者ですか？

りつか先生：ええ，その通りです．

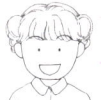

フレナースなす子：（小声で）なんか，こわい話ですね．

りつか先生：そして，最後の**行政訴訟**は，看護師免許の取消や業務停止などの行政処分に関して争うものです．このように，民事，刑事，行政訴訟は，それぞれ目的や性格が異なっているんですよ．

アラフォーナースけん子：だから，一つの事故で，民事訴訟と刑事訴訟と両方争うようになったりするんですね．ところで，看護事故訴訟で一番多いのはどれですか．

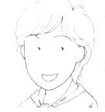

りつか先生：それは，圧倒的に民事訴訟です．刑事訴訟や行政訴訟の数は限られていますよ．

アラフォーナースけん子：では，りつか先生，看護師が関係した民事訴訟事例を具体的に紹介してもらえますか．

りつか先生：はい，わかりました．では，皆さんにぜひ知っておいてもらいたい10の事例を紹介しますね．

アラフォーナースけん子：それぞれの事例に，同じ過ちを繰り返さないためのポイントがあると思うので，ナースの立場からそのポイントについて考えていきましょう．

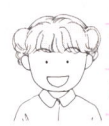

フレナースなす子：は〜い．大先輩のベテランナースのお松様と一緒に考えさせていただきます！

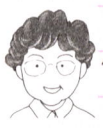

ベテナースお松：大先輩だのベテランだの，そんなに強調しなくてもいいのよ．

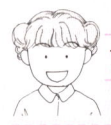

フレナースなす子：わぉ！

## ☑キーワードチェック ①

**懲役（ちょうえき）とは**……刑務所に入り，作業をしなければなりません．この作業に対しては，お金が支払われます．作業報奨金といわれますが，1人1月当たり平均約4,200円です（法務省ホームページ）．1時間当たり2，30円といったところでしょうか．

**禁錮（きんこ）とは**……刑務所に入りますが，作業をしなくてもいいところが懲役と違うところです．ですが，実際には作業をする人が多いです．

**業務上過失致死傷罪（ぎょうむじょうかしつちししょうざい）とは**……刑法211条1項に「業務上必要な注意を怠り，よって人を死傷させた者は，5年以下の懲役若しくは禁錮又は100万円以下の罰金に処する」と規定されています．「業務上必要な注意」が何かが条文に書かれているわけではなく，ケースバイケースで判断されます．

# II

## 看護事故─民事責任編

りつか先生：民事訴訟は，医療事故の場合，患者に生じた損害は病院側に責任があるとして，病院側に損害賠償することを命じるよう裁判所に請求して始まるものです．医療訴訟といわれるもののほとんどはこの民事訴訟です．では，看護師が大きくかかわっている具体的な民事訴訟事例をみていきましょう．

## その1　採血・注射

アラフォーナースけん子：看護業務で毎日行うものはたくさんあると思いますが，まずは，採血・注射から．最初にフレッシュナースを悩ませるものの一つではないでしょうか．「お願い，太い血管であって！」の祈りの声が聞こえてきそうです．では，りつか先生，事例紹介をお願いします．

**POINT** 肘部からの採血が難しい場合，すぐに手首の血管を探すのではなく，手の把握運動や前腕の加温などを行って，できるだけ肘部からの採血を試みましょう．肘部に比べそれ以外の部位からの採血は，神経損傷の危険性が高いです．

### 【Case 1】
### 手首の先にあるのは肘？事件（福岡地裁小倉支部平成14年7月9日判決）

【受診者】Aさん（42歳，男性，美容師）
【経過】
人間ドックにて．
・臨床検査技師Bさん：採血の際，左肘部に採血可能な静脈が見当たらなかったため，左手首親指側の静脈から採血を行う．針刺入の際，痛みの訴えがあったが，その訴えを特別のものとは思わずに採血を続行．
・Aさん：採血後，手首から指先までしびれたままだったため，整形外科受診．しびれ，疼痛，知覚障害，左示指屈曲不全，握力低下などを認め，採血用の注射針による神経損傷と診断される．
　採血半年後も左母指などの知覚鈍麻，左母指・示指間部の圧痛などがあり，左手の握力は右手の半分以下．
　採血1年5ヵ月後も左母指の知覚鈍麻，左母指・示指間部の圧痛，握力低下などが持続し，症状固定と診断される．
【Aさん】臨床検査技師Bさんの採血の際に過失があったと提訴．
【裁判所の判断】
Aさんの請求を認める　損害賠償額約3,800万円．
・臨床検査技師Bさんは，前腕の加温，把握運動，前腕の下垂により静脈を怒張させて，肘

## II　看護事故―民事責任編

部での採血に努めるべきであった．
・臨床検査技師Bさんは，皮膚穿刺後，痛みの訴えがあった時点で，すぐに採血を中止すべきであった．

**フレナースなす子**：うわぁ，採血って毎日やっているけど……，今日もうまくいかずに，何人も，何度も刺し直しちゃいました．ごめんなさいm(＿＿)m．でも，採血で神経損傷になって，こんなトラブルになることもあるんですね．この事例の場合，損害賠償額が3,800万円だなんて，とても高いと思うんですけど……．

**ベテナースお松**：そう，私たちは，毎日，それだけ責任が重い業務に携わっている，ってことよ．すべきことをきちんとやっていても起こったものは仕方ないけど，きちんとせずに事故になったら，大変なことになるわよね．ところで，なす子ちゃん，採血の注意，覚えてる？

**フレナースなす子**：えっ？（マズッ）

**イケメン先生**：なす子ちゃんも知っているように，血管と神経との位置は人によって違っていて，しかも，神経を触知することはできないから，採血や注射の際に神経損傷を生じる可能性は常にあるよね．できるだけ神経損傷を起こさないための注意事項としては，ほら（本を取って，ページを開いて見せる）．

①なるべく手首ではなく肘部付近で太い静脈を見つけること．
②太い血管がない場合には，前腕の加温，把握運動，前腕の下垂により静脈を怒張させること．
③針の角度を立てすぎ，静脈を突き抜けないようにすること．
④患者が電撃痛を訴えたら，ただちに針を抜くこと．

### Safety Management

セーフティマネジメントニュース(VOL.89)
医療安全対策委員会 セーフティマネジメント部会
特に注意を要する部署・職員：全部署・全職員
○ 神経損傷が疑われる場合は神経内科主任部長へ紹介
○ 重篤な皮膚障害を起こした場合は皮膚科主任部長へ紹介

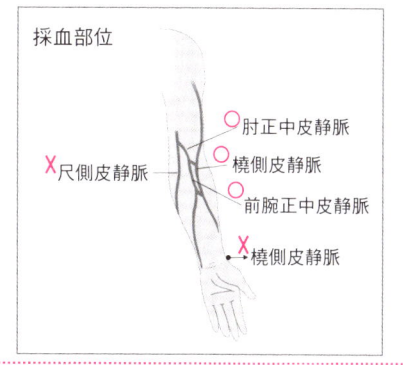

採血部位
○ 肘正中皮静脈
X 尺側皮静脈
○ 橈側皮静脈
○ 前腕正中皮静脈
X 橈側皮静脈

※ 神経損傷の可能性が低い部分からの採血を優先，それ以外の部位からの採血は注意！！
① 痛みやしびれの訴えがあればできるだけ早く対応．
② 不安や不快感の訴えに誠意をもって対応．
③ 針の挿入困難時は，探らない．「ビリッ」「ビリビリ」があれば直ぐに抜針．

**図1　採血の注意書**
(県立広島病院にて使用されているものを許可を得て掲載)

肘に採血によい血管がないからといって，すぐに手首の血管を探すということはしないようにね．はい，これは採血部位に関する注意書．控え室のどこかに貼っておいて．そうそう，点滴注射は前腕部でね（**図1**）．

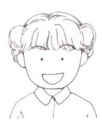

フレナースなす子：どーもです．

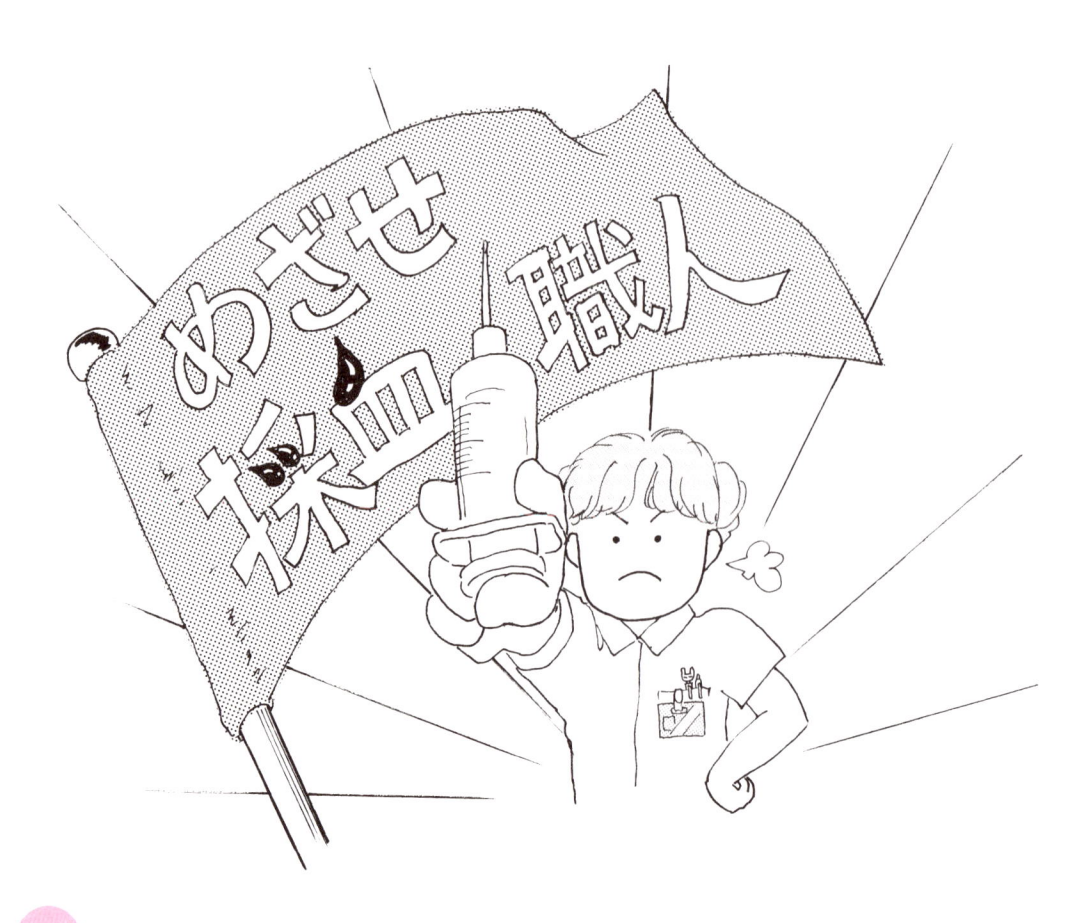

## Q&A 1 損害賠償

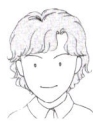

アラフォーナースけん子：看護事故の際の損害賠償の金額はどうやって決まるのですか？

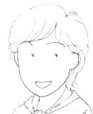

りつか先生：まず，損害について説明しますね．損害には，財産的損害と精神的損害があります．財産的損害には，その事故がなければ，将来得ることができたであろう利益，これを逸失利益（いっしつりえき）というのですが，それと，事故によって必要となった治療費や付き添い看護費，死亡した場合には葬儀費用，そして，弁護士費用などが含まれます．精神的損害に対する賠償は慰謝料（いしゃりょう）と言われます．

先の事例の場合，
①神経損傷の治療費約 28 万円
②休業損害 680 万円：美容師として働いていたのに神経損傷のため働けなくなり，神経損傷の症状固定までの 1 年 5 ヵ月分（それまでの年収 480 万円÷12×17）
③逸失利益約 2,318 万円：神経損傷のため両手指の細やかな作業が不可欠な美容師業務に復帰することは困難，また，できる仕事も制限されることから，症状固定時から 67 歳までの 24 年間，その労働能力の 35％を喪失したと認めるのが相当とされています．
④慰謝料 900 万円
⑤弁護士費用 250 万円
以上，合計 4,176 万円です．すでに病院側が休業損害等に対して 360 万円を支払っており，残り約 3,816 万円が損害賠償額となっています．

アラフォーナースけん子：なるほど．じゃあ，事故前の収入が多い人と少ない人では，逸失利益が違って，損害賠償額も違ってくるということですね．

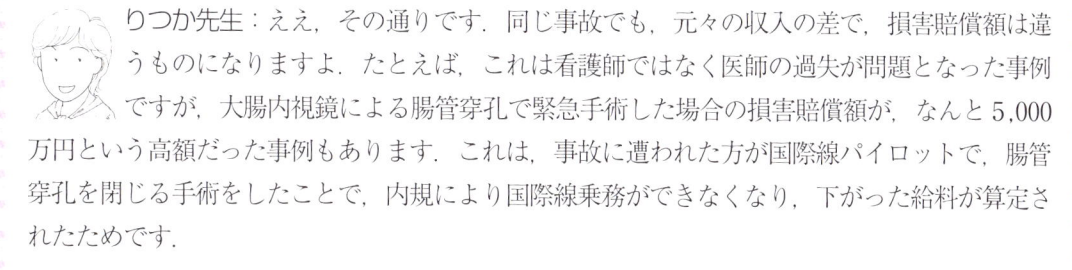

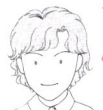

りつか先生：ええ，その通りです．同じ事故でも，元々の収入の差で，損害賠償額は違うものになりますよ．たとえば，これは看護師ではなく医師の過失が問題となった事例ですが，大腸内視鏡による腸管穿孔で緊急手術した場合の損害賠償額が，なんと 5,000 万円という高額だった事例もあります．これは，事故に遭われた方が国際線パイロットで，腸管穿孔を閉じる手術をしたことで，内規により国際線乗務ができなくなり，下がった給料が算定されたためです．

アラフォーナースけん子：うわ〜，給与の穴埋めに 5,000 万円！　で，ところで損害賠償は誰がするのですか？　看護師といった医療従事者個人ですか？　私にはとてもそんなお金は支払えませんけど．

りつか先生：看護師などの医療従事者個人が多額の損害賠償金を支払うのは困難なことが多いと思います．ですから，多くの場合，患者側はその看護師が勤務する病院を相手

取って訴えてきます．病院にはその看護師を使用していた使用者責任があり，看護師に責任があると判断されれば，病院に損害賠償責任が生じます．なので，損害賠償の支払いは，多くの場合，**医療従事者個人ではなく，病院**が行っています．でも，**看護師個人に対し，損害賠償請求**がなされることもあり得ます．また，その病院が，事故を起こした看護師に対し損害賠償額の一部の負担を求めるという**求償請求（きゅうしょうせいきゅう）**をすることもあり得ます．

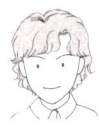

アラフォーナースけん子：やはり，看護師賠償責任保険には入っておいたほうがよいということですね．

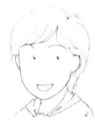

りつか先生：そのほうが安心だと思いますよ．

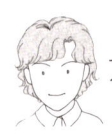

アラフォーナースけん子：もう一つ，採血・注射に関する事例を紹介してもらいます．

**POINT** 注射針を刺入したときに，患者がしびれや強い痛みを訴えた場合は，ただちに注射を中止するとともに，再度同じ部位に注射針を刺入しないようにしましょう．神経損傷を起こすことがあります．

## 【Case 2】
### その場所が忘れられなくて事件（大阪地裁平成10年12月2日判決）

【患者】Aさん（41歳，女性，市職員（学校栄養職員））
【経過】
病院で急性胃腸炎のため，点滴を受けることになる．
- 看護師Bさん：1本目は左前腕部に注射針を刺入．チューブに空気が入ったため，いったん注射針を抜き，注射針を左手背部に刺入．
- Aさん：左前腕部に鋭い痛みを感じたため，看護師Bさんに対し，注射を止めるよう訴える．
- 看護師Bさん：いったん注射針を抜いたが，数秒後，再び同じ部位に注射針を刺入．
- Aさん：左腕の付け根から左手指の先端まで強烈な電撃痛を感じ，看護師Bさんに対し，注射を止めるよう大声で訴える．
- 看護師Bさん：注射針を抜き，注射部位を右腕関節部分に変更し，点滴を行う．
- Aさん：その後も，左示指から手背部全体にしびれと痛みが続き，別の病院を受診し，反射性交感神経性異栄養症（RSD）と診断され，治療を受ける．その後も，左手首から左手

指の先端に疼痛あり．自動運動や他動運動で疼痛は増加し，左示指の屈曲が制限され，握力は低下した状態．

【Aさん】看護師Bさんの注射の際，過失があったなどと提訴．

【裁判所の判断】Aさんの請求を認める．損害賠償額約700万円．

・左手背部への注射行為によって，患者はRSDに罹患した．
・注射針を刺入したときに患者にしびれや電撃痛などが走った場合には，ただちに注射を中止する必要がある．そのような場合，再び前に注射したのと同じ部位に注射針を刺入すると，再び神経を損傷する危険性が大きいため，担当看護師はこれを避けるべきであった．

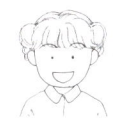

フレナースなす子：またまた，採血・注射事故ですね．

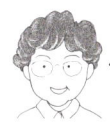

ベテナースお松：採血・注射の件数はとても多いから，事故もそれだけあるのよ．

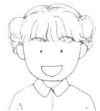

フレナースなす子：その**ハンシャセイなんとか**って，いったい何なんですか？ 聞いたことないんですけど．

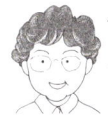

ベテナースお松：最近，採血・注射事故以外でも話題になっているから，勉強しておきなさいよ（反射性交感神経性異栄養症について書かれている資料をなす子に渡す）．

反射性交感神経性異栄養症（RSD）………
　人の身体の一部が外傷を受けると，交感神経が緊張して血管の収縮が起こり，止血を促進します．その後，交感神経の緊張を緩める方向に移行し，血管が拡張して創傷治癒の方向に向かいます．何らかの原因で，交感神経の緊張状態が持続すると，血管収縮が継続するため，組織の阻血状態が生じ，これによって疼痛が生じます．この疼痛が再び交感神経を刺激して，緊張状態を増強します．この悪循環によって，強い交感神経の緊張状態が作られます．これが，反射性交感神経性異栄養症（RSD）の病態と言われています．RSDは，軽微な外傷によって起こり，受傷直後から数週間以内に発症し，発症直後の症状としては，疼痛が認められ，自動運動や他動運動により疼痛が増悪することなどがあります．また，外傷からは考えられない広い範囲の疼痛と浮腫性腫脹を生じ，神経を損傷した場合には，疼痛の範囲が損傷された神経の支配域に一致しない類型もあります．
　RSDは交感神経ブロックによる治療のほか，理学療法，レーザー治療，薬物治療，心理療法などによる治療が行われますが，治癒率，特に完治する割合は2割程度と低く，発症後1年を経過すると，回復は期待できないといわれています．

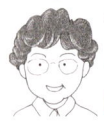

ベテナースお松：だから，このような反射性交感神経性異栄養症といった合併症を避けるために，**注射針を刺入したときに，患者がしびれや強い痛みを訴えた場合は，ただちに注射を中止するとともに，再度同じ部位に注射針を刺入しないように**，って言われているわよ．

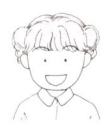

フレナースなす子：わかりました，気をつけます．ところで，ちょっと質問があります．これって，最初に痛みが走った時点で，この**コーカンセイなんとか**になったとは考えられないんですか？

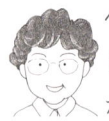

ベテナースお松：**ハンシャセイなんとか**です！　その可能性もあるけど，2回目も同じ部位に注射針を刺したときに激痛が走っているから，やっぱり，後の方の影響が大きいんじゃないのかしら？（おっと，鋭い質問じゃないの（-.-；））

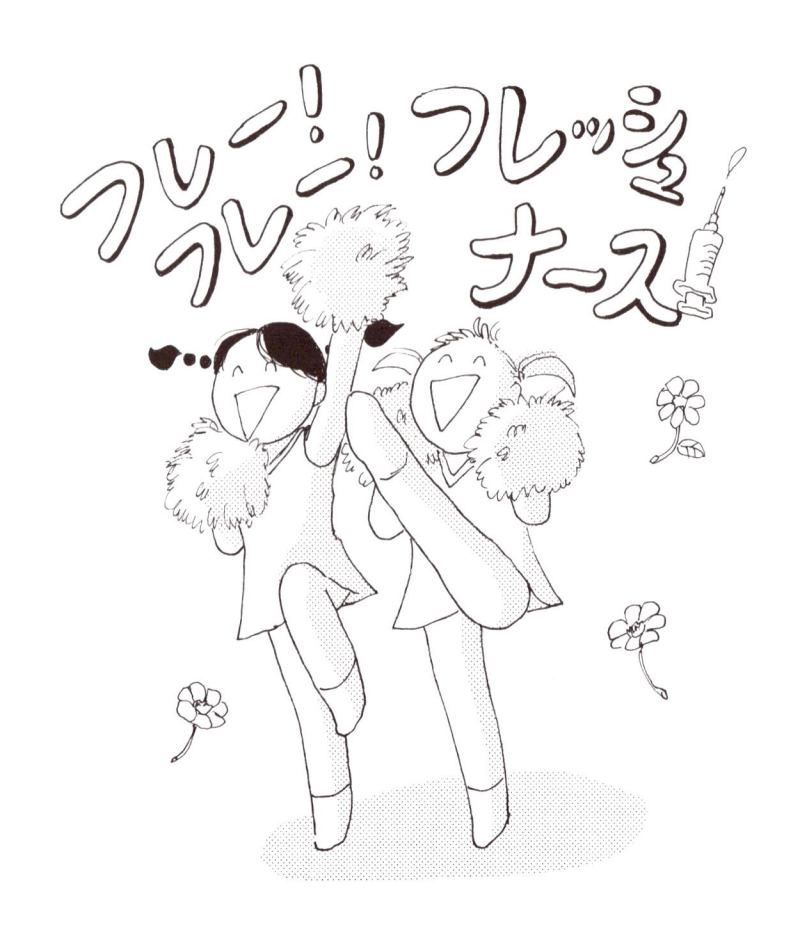

## Q&A 2 偶発症

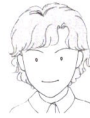

**アラフォーナースけん子**：マニュアル通りに採血したのに，神経損傷を起こした場合はどうなるのですか？

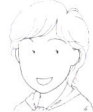

**りつか先生**：医療従事者に過失がない場合，つまり，その場合の神経損傷は避けることのできなかった偶発症といえると思いますが，その場合は，医療従事者にはどうしようもないものであり，病院側に責任はないという判断になると思います．実際，そのような事例に，名古屋高裁平成20年12月2日判決があります．この事例は，右上腕動脈からの穿刺で神経損傷を生じたものですが，裁判所は，患者の神経損傷を予見することは困難であり，また，担当医師および看護師は必要な管理を行っていることから，病院側に過失はないと判断しています．

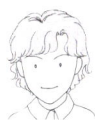

**アラフォーナースけん子**：お松様が最初のミーティングで言っていた，悪い結果が起きたら必ず病院の責任というわけではないということですね．マニュアルって，こういうときのためにも大切なのですね．

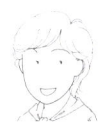

**りつか先生**：そうですね．マニュアルはよりよく改訂しながら，きちんと運用していってくださいね．

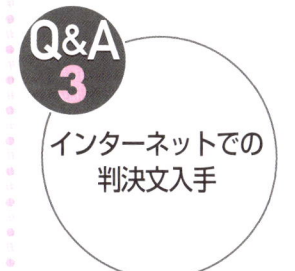

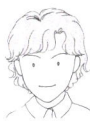

## Q&A 3 インターネットでの判決文入手

**アラフォーナースけん子**：判決文って，インターネットを使って入手できますか？

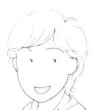

**りつか先生**：はい，できますよ．裁判所のホームページに判例検索のページがあります．無料ですよ．ただし，すべての裁判例が検索できるわけではないです．その方法は，

① 裁判所ホームページ http://www.courts.go.jp/ にアクセス
② 右上の「裁判例情報」をクリック
③ 判例検索のページになるので，検索用語や裁判所名などを入力

します．本書では10の事例が紹介されていますが，そのなかのCase 1, 6, 9, 10の4事例に関しては，インターネットで判決文が入手できますよ．

## コーヒーブレーク　ナースにおすすめシネマ　1

アラフォーナースけん子：病院は，大事な人が病気やけがで担ぎ込まれたり，亡くなったり，また，新しい生命が誕生したりと，さまざまなドラマがあるところです．そんなドラマの一部を切り取ったのが，映画ともいえるでしょう．このコーナーでは，カンファレンス参加者に一つずつ，ナースにおすすめの映画を紹介してもらいます．映画（DVD，ブルーレイなど）を見て，日々の忙しい生活からちょっと抜け出し，気分転換を．まずは，なす子ちゃんから．

### フレナースなす子のおすすめ編
『私の頭の中の消しゴム』

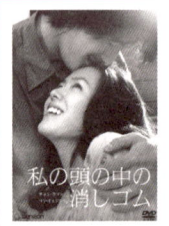

韓国，2004年，監督：イ・ジェハン，主演：チョン・ウソン
発売中（2011.11現在）
¥1,800（税込）
DVD発売元：ジェネオン・ユニバーサル・エンターテイメント）

社長令嬢のスジン（ソン・イェジン）と工事現場で働くチョルス（チョン・ウソン）の2人の物語はコンビニのファミマで出会うことから始まります．本来ならかなわぬ愛も，2人の愛の深さから祝福される結婚へ．幸せな日々を過ごす2人でしたが，スジンは若年性アルツハイマー病を発症します．これはこの2人の愛の行方を追う物語です．
　私もチョルスのように，たくましくて優しい男性が現れたら，すぐに燃え上がっちゃうわ．でも，私，チョルスと出会ったころのスジンのように，最近物忘れが多いの．もしかして，私の頭の中にも消しゴム？　私のチョルスさ～ん，急いで現れて!!　こうなったら，1日3回はファミマに通ってやるー！　でも，私，ファミマに行くたびに，ついつい甘いものを買っちゃうの．私のチョルスさ～ん，本当に急いで!!　私の記憶だけじゃなくて，体重も大変なことになっちゃうから!!

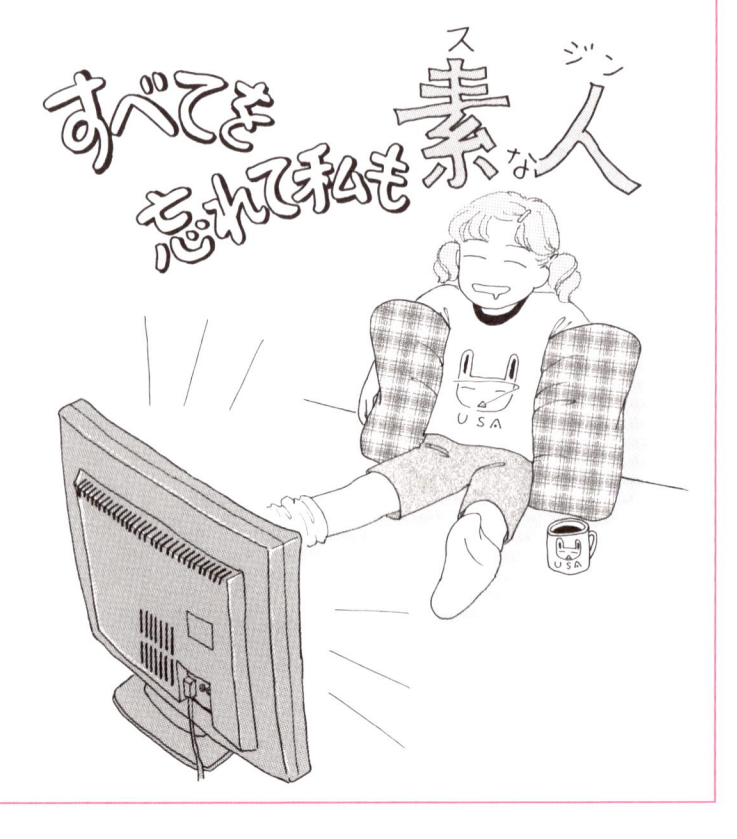

## その2　検査補助

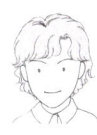

**アラフォーナースけん子**：検査もいろいろありますが，その補助も重要な看護師の業務です．りつか先生，検査補助が関係した事例がありますか？

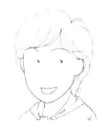

**りつか先生**：注腸造影検査が関係した事例がありますよ．

**POINT**　カテーテルを肛門に挿入する際は，肛門より上方のお尻の皮膚を皮下組織とともに持ち上げるようにひっぱって肛門をよく確認し，カテーテルをきちんと見ながら挿入しましょう．女性の場合，カテーテルが膣に誤挿入されることがあります．

### 【Case 3】
### 注腸造影のはずが××造影事件（東京地裁平成14年2月20日判決）

【患者】Aさん（60歳代，女性）
【経過】
- Aさん：便秘などのため，注腸検査を受けることになる．
- 看護師Bさん：バルーンカテーテルを患者の肛門ではなく，誤って膣に挿入・固定する．
- 放射線技師Cさん：バリウムの注入を開始．透視下でバリウムの大腸内への注入が確認できないため，カテーテルを確認したところ，カテーテルが膣に挿入・固定され，バリウムが膣に注入されていることを発見する．
- 看護師Bさん：患者を清拭し，更衣をさせたうえ，再びバルーンカテーテルを患者の肛門に挿入・固定しようとしたが，再び誤って膣に挿入・固定する．
- 放射線技師CさんとDさん：バリウムの注入を開始したが，大腸内への注入を確認できず，再度カテーテルを確認したところ，カテーテルは膣に挿入・固定され，バリウムが膣に注入されていることを確認．
- 看護師Bさん：もう一度，患者を清拭・更衣をさせ，注腸検査を実施．

【Aさん】慰謝料を求めて，提訴．
【裁判所の判断】Aさんの請求を認める．損害賠償額約110万円．
- 看護師Bさんは，バルーンカテーテルの挿入・固定の位置を誤ることは，少し注意をすれば避けられるもので，特に2回目は，再び誤ることのないように，慎重に挿入・固定すべきであった．
- Aさんは，このような過誤を同じ検査中に連続して2回受けたこと，バリウムを注入され

> た部位が膣であることを併せて考えると，<u>患者は事故によって大きな精神的苦痛を受けた</u>．

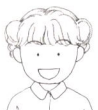

**フレナースなす子**：カテーテルの入れ間違い，私もしちゃいそう．私たちの病院では注腸造影のバルーン挿入はドクターがやっているから，私たちは関係ないけど……．でも，グリセリン浣腸の時は，入れ間違えないようにしないと．

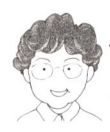

**ベテナースお松**：女性はカテーテル挿入が難しいことがあるわよね．尿道カテーテルを入れ間違うこともあるし．

**イケメン先生**：大腸内視鏡を入れ間違えた，っていう医師は結構いますよ．おそらく，肥満の女性の場合，肛門の上側のお尻の肉が垂れ下がり，肛門の位置が確認しづらくなることが理由の一つだと思うんですよ．だから，僕も大腸内視鏡をするときは，<u>肛門より上になっている側のお尻のお肉を持ち上げるようにグッとひっぱって，肛門をよく確認しながら挿入</u>するようにしていますよ．

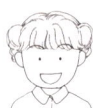

**フレナースなす子**：それにしても，損害賠償額ってどうやって決まるのかしら．2回の入れ間違いで損害賠償110万，1回の入れ間違いにつき55万！　はっきり言って，高くないですか?!

**りつか先生**：この事例では，患者さんの請求額は220万円でしたよ．この事例では，病院は検査終了直後に，産婦人科医師が診察と膣洗浄を行い，担当医師が事故の経緯を説明し，過誤を認めて謝罪を行っています．その後も，レントゲン撮影を行い，バリウムの残留はないことを確認し，バリウムが膣に注入されたことを心配する必要はないと説明を行っています．

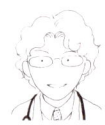

**イケメン先生**：それでも訴えてるってことは，患者さんはよっぽど感情を害されたということですね．

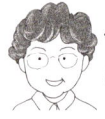

**ベテナースお松**：ちょっとした注意で事故は防げるんだから．なす子ちゃん，同じような事故は起こさないでね．

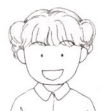

**フレナースなす子**：わかりました！　お尻の穴がよく見えるように，**お尻の肉をガバッとですね，ガバッと!!**（手で，その様子を再現している）．

Ⅱ　看護事故─民事責任編

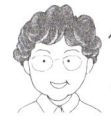

ベテナースお松：そんないきなり，**ガバッ**とやって，患者さんをびっくりさせないのよ（ちょっと，心配顔）．

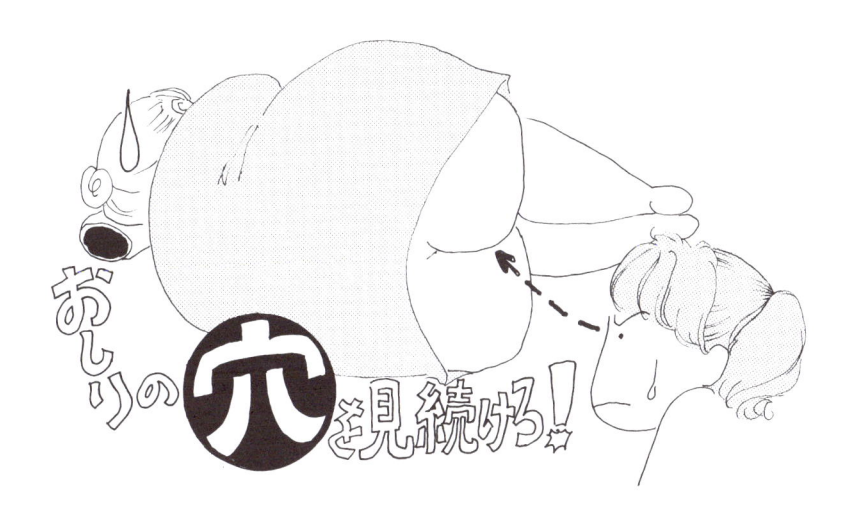

おしりの**穴**を見続けろ！

| その3 | 外来診療補助 |

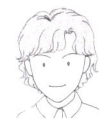

アラフォーナースけん子：外来診療の補助でも看護師は大活躍です．ここでは，夜間の当直時間帯の事例を紹介してもらいます．

**POINT**　救急外来を受診した患者が，治療が終了しても状態があまり改善していない場合には，必ず担当医に連絡し，診察してもらいましょう．思わぬ経過をたどることがあります．

【Case 4】
**急性アル中にご用心！事件（高松高裁平成18年9月15日判決）**

【患者】Aさん（22歳，男性，大学生）
【経過】
・Aさん：夕方から友人らと飲食．ビール中ジョッキ4杯半＋果実酒コップ半分を飲む．
・Aさん：午後9時30分ころ，嘔吐，血のようなものを吐く．
・Aさん：午後10時40分ころ：友人らが病院に連れて来る．病院では，友人に支えられながら歩行．

21

- 担当B医師：Aさん診察後，友人らに飲酒量確認．急性アルコール中毒と判断し，計1,000 mLの点滴を指示．
- Aさん：点滴中，嘔吐．吐物にコーヒー残渣様の血液混入．
- 担当B医師：点滴内に止血薬追加．
- Aさんの家族：来院．
- 担当B医師：家族に対し，急性アルコール中毒，胃にびらんを生じている可能性などについて説明．潰瘍の既往について確認したところ，ないとのこと．点滴が終わったら，連れて帰るよう指示．
- Aさん：午前0時30分，点滴終了．医師の診察はなし．帰宅のため，診察室から出た後，「えらい（著者注：しんどいの意味）」と言って，院内の長いすで2，3分横になる．ふらふらしているため，支えられてトイレへ．嘔吐あり．
- Aさんの家族：「血を吐いたので診てほしい」．
- 看護師Cさん：「止血剤を打っているから大丈夫です」．
- Aさんの家族：そのまま，Aさんを車に乗せて帰宅．
- Aさんの家族：Aさんを車から自宅内に運び込んだところ，Aさんは心停止状態．救急車要請．心肺蘇生術が実施されたが，Aさん死亡．

解剖所見：主病変：肺水腫（肺重量：正常の3倍），副病変：小腸に少量の血液．出血源は胃体上部．

【Aさんの遺族】必要な経過観察などを怠った過失があったと提訴．

【裁判所の判断】Aさんの遺族の請求を認める．損害賠償額約8,800万円．

- Aさんは，アルコール中毒に起因してアルコール性心筋症などを生じて急性心不全となり，急性肺水腫を発症し，急性呼吸不全で死亡．
- Aさんの急性アルコール中毒の症状の改善がなく，家族からも再度の診察を求められたのであるから，B医師は，治療が終了して帰宅させる際，アルコール性心筋症等の発症を疑い，再度患者を診察すべきであった．
- 治療終了後に診察がされていれば，アルコール性心筋症等の発症を防止することができたか，あるいは，これらが発症したとしても，急性肺水腫の発症までには至らなかった可能性が高かった．

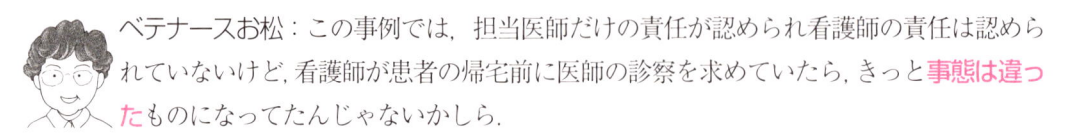

ベテナースお松：この事例では，担当医師だけの責任が認められ看護師の責任は認められていないけど，看護師が患者の帰宅前に医師の診察を求めていたら，きっと**事態は違ったもの**になってたんじゃないかしら．

フレナースなす子：私と違って，看護師Cさんは，きっと経験もあってちょっと自信もあるタイプだったんじゃないかしら．だって，私なんかいつも不安でいっぱいで，**「先生！たいへ～んで～す！」**って，先生を呼びまくってますもん．

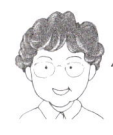

ベテナースお松：だから，先生たちから「おおかみ（狼）ナース」って呼ばれてるのね．

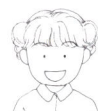

フレナースなす子：でも，そのうち，外来をテキパキ仕切るようになって，外来の「おかみ（女将）ナース」って呼ばれるようになるのが私の目標です！　めざせ，1つ「お」抜け！

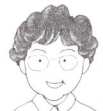

ベテナースお松：めざせ，1つ「お抜け」ねぇ～（ため息）．おかみナースになっても，患者の容態観察は十分にね．いつもの経過とは違うといったことに気づく，プロの目が大切よ．

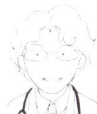

イケメン先生：いや，でも，急性アルコール中毒の患者が受診してくるということは多いですけど，この事例のように不幸な経過をたどる例を見極める，その判断はなかなか難しいと思うんですけど．りつか先生，その辺について裁判所は何か言っていますか？

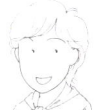

りつか先生：治療終了後も血を吐き，しんどいと訴え，自力歩行もできないといった状態であって，急性アルコール中毒症状の改善がなく，また，家族から再度の診察を求められたのであるから，アルコール性心筋症等の発症を疑い，再度，患者を診察すべき義務があったのにこれを怠った過失があると言っていますよ．

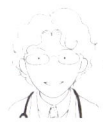

イケメン先生：はい，なかなか厳しいご指摘ですね．心しておきます．

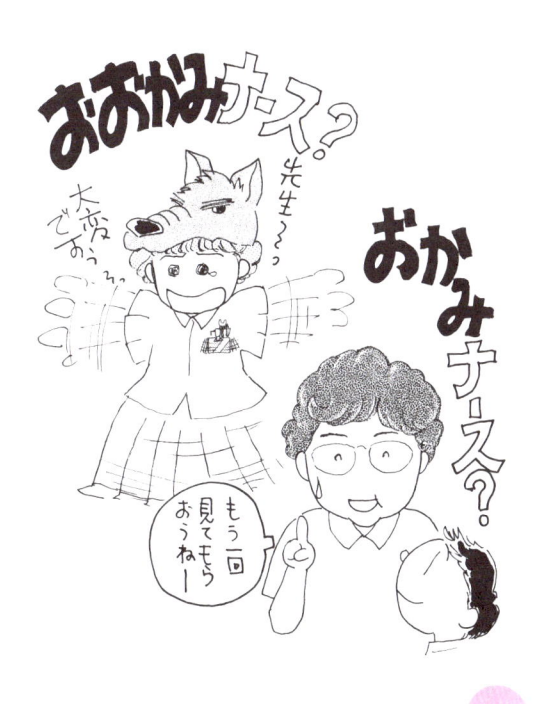

## Q&A 4 急性アルコール中毒

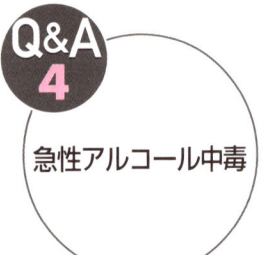

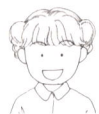

**フレナースなす子**：今回はイケメン先生に質問があります．私は，飲み会が大好きで，ついつい飲み過ぎちゃうんですけど．

**イケメン先生**：なす子ちゃんも知っているように，アルコールで命を落とす人もいるからね．飲み過ぎには，くれぐれもご用心を．「目が覚めてびっくり」はまだよくて，「目が覚めなくて，周りがびっくり」なんてならないようにね．ところで，急性アル中による死亡は，何月が多いかわかる？

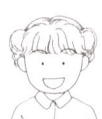

**フレナースなす子**：やっぱり，忘年会のころかな．飲む機会が増えるし．私の周りも，みんな，結構，はじけてるし．

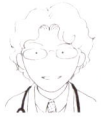

**イケメン先生**：少し古いデータだけど，東京都監察医務院による昭和62年〜平成3年の間の急性アルコール中毒死者数の月別分布を見てみると，ほら．

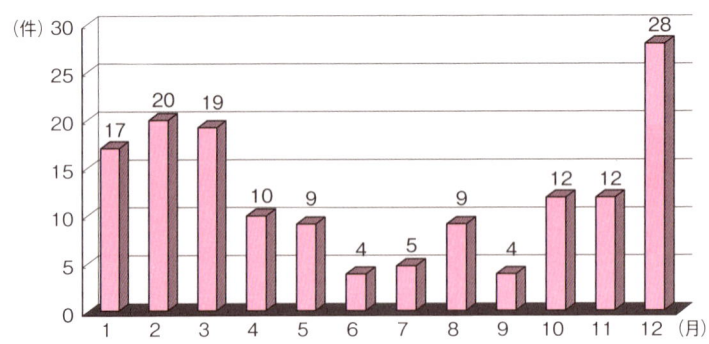

図2　（急性アルコール中毒死者数の月別分布．東京都監察医務院，1987〜1991より改変）

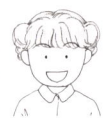

| 月 | 1 | 2 | 3 | 4 | 5 | 6 | 7 | 8 | 9 | 10 | 11 | 12 |
|---|---|---|---|---|---|---|---|---|---|---|---|---|
| 件数 | 17 | 20 | 19 | 10 | 9 | 4 | 5 | 9 | 4 | 12 | 12 | 28 |

**フレナースなす子**：ほら，やっぱり，12月！

**イケメン先生**：そうそう，12月．でも，見落としてはいけないのが，1月，2月，3月．この期間もけっこう多いでしょ．冬場は要注意！ 冬場に多いのは，死に至るメカニズムに，飲酒量の影響だけじゃなくて，気温が低いといった環境要因も影響しているらしいよ．酔いつぶれて，公園なんかで寝たりすると，夏場はいいけど，確かに冬場は天国への階段が見えてきそうだよね．だから，なす子ちゃん，冬にいっぱ〜いお酒が飲みたくなったら，その時は我慢して，夏になるまで待つようにね．え，待てない？ そりゃ，困りましたねぇ．じゃあもう1問質問，急性アル中で命を落としやすい年代はわかる？

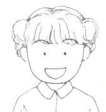

フレナースなす子：急性アル中で命を落としやすい年代ですか・・・．やっぱり，20歳代の若い人かな．結構，ムチャ飲みしてるし．

イケメン先生：確かに救急車で搬送される急性アル中の患者は20歳代が目立って多いんだけど，急性アル中で死亡する人は40歳代にピークがあるんだよ．ピークが一致しないのは体力の低下が影響しているようだね．だから，なす子ちゃん，飲み会のときは，元フレ（元フレッシュ）の人たちはそっとしておいてあげるんだよ．元フレの人たちをおだててお酒飲ませると，大変なことになっちゃうからね．家族から恨まれることになっちゃうよ．

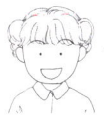

フレナースなす子：これも重要なリスクマネジメントなんですね．

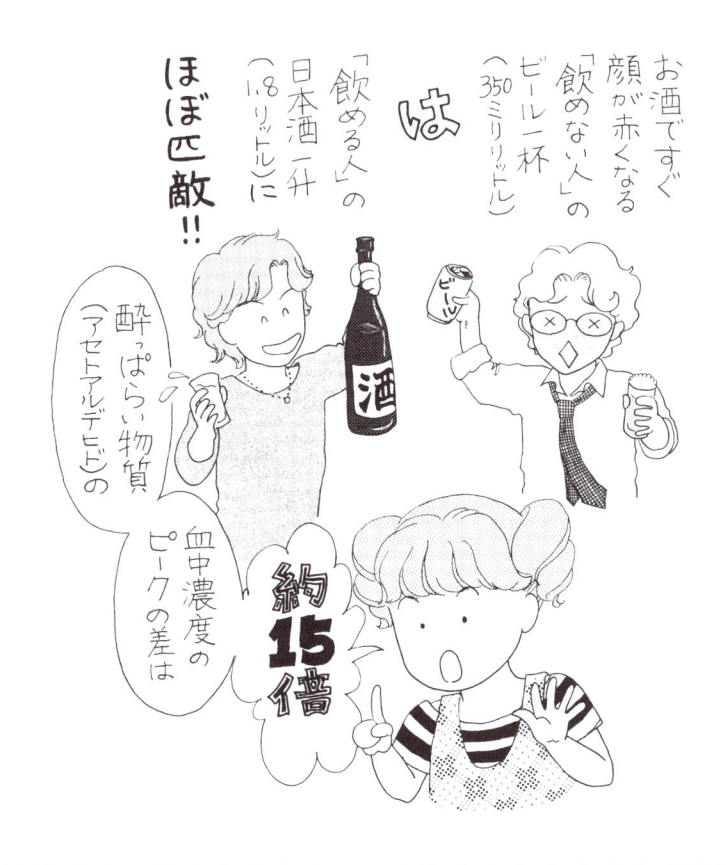

お酒ですぐ顔が赤くなる「飲めない人」のビール一杯（350ミリリットル）は「飲める人」の日本酒一升（1.8リットル）にほぼ匹敵!!

酔っぱらい物質（アセトアルデヒド）の血中濃度のピークの差は約15倍

## コーヒーブレーク　ナースにおすすめシネマ 2

**ベテナースお松のおすすめ編**

『愛と死をみつめて』

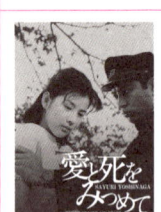

日本，1964 年，監督：斎藤武市，
主演：吉永小百合
HD リマスター版発売中
¥1,890（税込）
DVD 発売元：日活，販売元：
ハピネット©1964日活株式会社

生まれた命には，限りがある．短い命は切なく，短い命とともに終わる愛はもっと切ない．この永遠のテーマは，いつの時代も変わらないもの．顔の軟骨肉腫に冒されたミコ（道子／吉永小百合）と恋人のマコ（誠／浜田光夫）の愛の物語は，今の若い人たちが見ても，きっと涙をさそうはず．

約 50 年前の医療現場も表現されているけど，これも興味深いと思うわ．約 50 年前，当然，インフォームド・コンセントなんて言葉もない時代なのに，ドクターは本人に対し，エビデンスを示し，手術をした場合としない場合の予後の違いなど，現在でも通用するような病状説明を行っているのよ！　でも，ドクターが病室で患者と話しながらタバコを喫うシーンがあって，しかも患者が灰皿を持ってきたりするんですけど，こんなシーンを見たら今の若い人たちは，きっとびっくりすると思うわ．映画だからとは思うんですけど，ナースが皆ぶっきらぼうなのにはちょっと閉口しますけどね．

「生きる」こと，「命の尊さ」，これを絶えず忘れないようにしないとね．この「命」に尽くす仕事が，私たちナースの仕事なのですから!!

でも，吉永小百合さんは，本当にきれいよね．ため息だわ・・・．

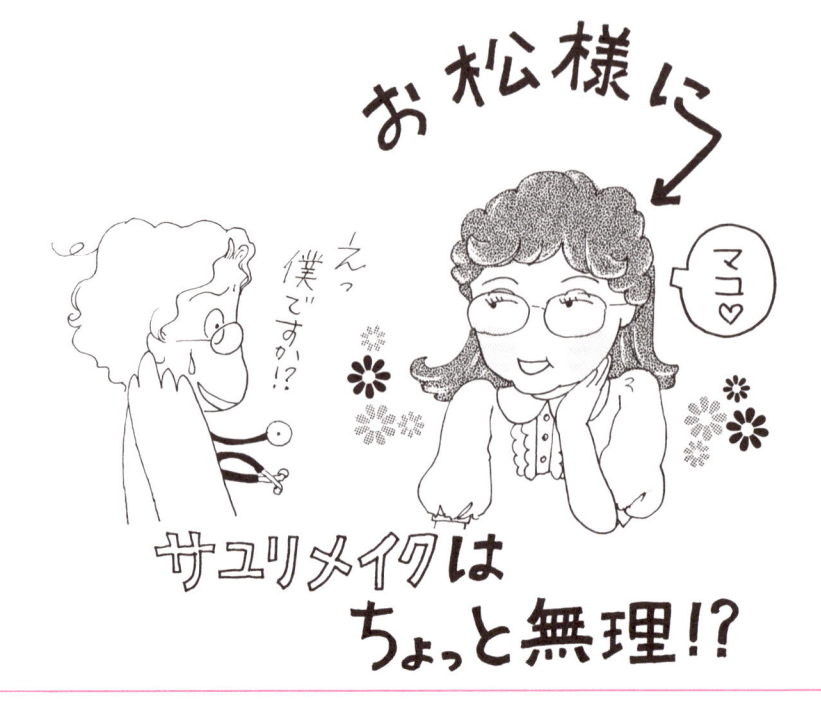

## その4　患者の転倒・転落

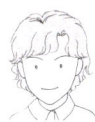

アラフォーナースけん子：今回の事例以降は，入院の場面です．入院の場面にも，さまざまなリスクがあります．まずは，患者の転倒・転落が関係した事例から紹介してもらいます．

**POINT**　訪室に関して立てた看護計画は，必ず実施しましょう．

### 【Case 5】
### ベッドからの転落も認知しよう事件（東京地裁平成8年4月15日判決）

【患者】Aさん（78歳，女性）
【既往歴】パーキンソン病（体幹四肢機能障害および上肢から手指にかけての振戦あり），軽度認知症あり．白内障のため，左眼視力なく，右眼視力も低下した状態．
【経過】
・Aさん：心筋梗塞の疑いで入院．
・Aさん：夜間にベッド柵を乗り越えようとし，ベッド上に立ち上がった際，意味不明なことを話すことあり．看護師の夜間の巡回：1～2時間に1回．
・Aさん：入院19日目午後10時55分ころ，ベッドから床に転落し，側頭部打撲．頭部CT：異常なし．
・担当医師と看護師ら：できるだけ患者の病室を訪れ，動静に注意することとする．看護計画：「夜間ベッドから落ちる」→「危険防止」，「頻回に訪室する」
・看護記録によるこの日以降の看護師の夜間の巡回：1～2時間に1回と変わらず．
・Aさん：入院28日目午前4時ころ，再度ベッドから転落，頭部を強打し，外傷性クモ膜下出血で死亡．
・事故当日の記録：午前2時の次が午前4時．
【Aさんの遺族】転落防止のためにベッドの使用を止めるべきだったなどと提訴．
【裁判所の判断】Aさんの遺族の請求を認める．損害賠償額約200万円．
・看護師らは，患者のベッドからの転落による危険発生の防止のために，看護方針に従い，頻繁に（1時間に1回以上）巡回すべきであった．
・担当医師は，危険発生の防止のために具体的な看護態勢をとるよう指示監督をすべきであった．

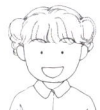

フレナースなす子：病院のヒヤリハットでも必ず上位にくる，転倒・転落事例ですね．夜忙しいときも多いし，転倒・転落するとは思っていなかった患者さんが，転倒・転落したりするのよね．

ベテナースお松：そう，看護師を悩ませるものの一つよね．この事例の場合，1回患者さんが転倒してその後の対応を検討し，頻回に訪室するという看護計画を立てたにもかかわらず，その計画が実行されなかったのが問題よね．ときどき忙しくて訪室できないこともあるけど，ずーっとやっていなかった，というのはやっぱり問題よね．

りつか先生：裁判所は，担当医師および看護師らの間で看護方針として，1時間に1回より多く病室を巡回して，その動静を観察することが取り決められ，そうすることが期待されていたと考えるのが相当と言っています．しかし，看護記録によると，転落前と変わらない1〜2時間に1回しか巡回がなされていなかったため，患者の適切な看護を受ける機会を失わせたとして，遺族側の請求が認められています．担当医師には，このような指示監督を怠ったことに過失があったと判断されていますね．

フレナースなす子：決めたことはやる，ってことが大切なんですね．「掲げた約束は，必ず守る！」何か政治家のスローガンみたい．

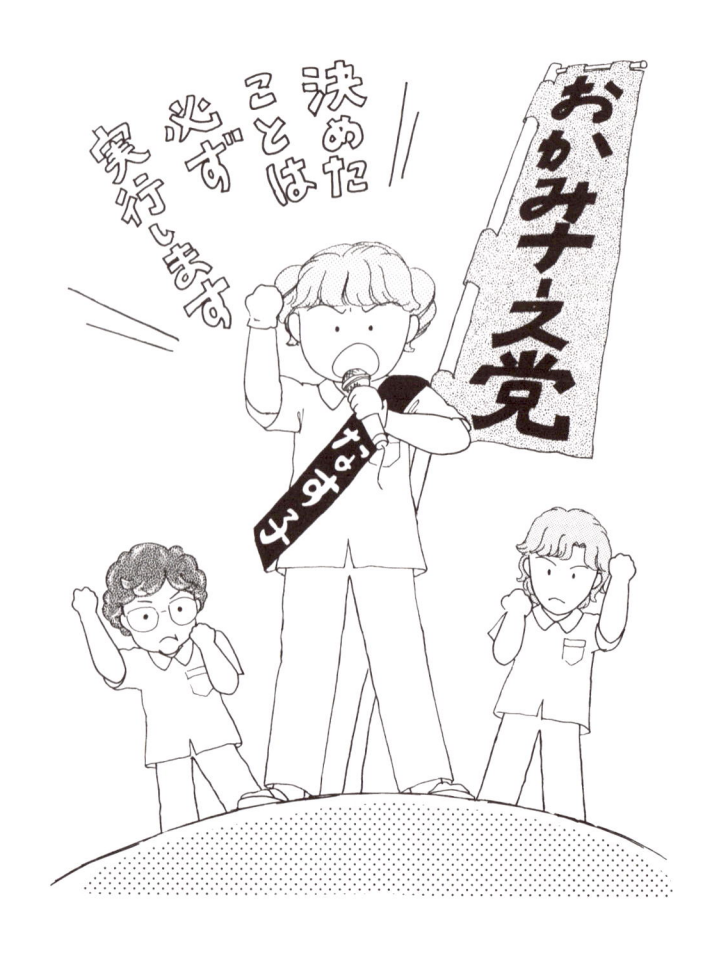

Ⅱ　看護事故―民事責任編

## Free Talk ❶　音でお知らせ

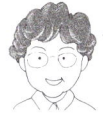

**ベテナースお松**：最近は，患者さんがベッドを離れようとするとナースコールで知らせる離床センサーとかセンサーマットも，いろいろなところから発売されているわよね．

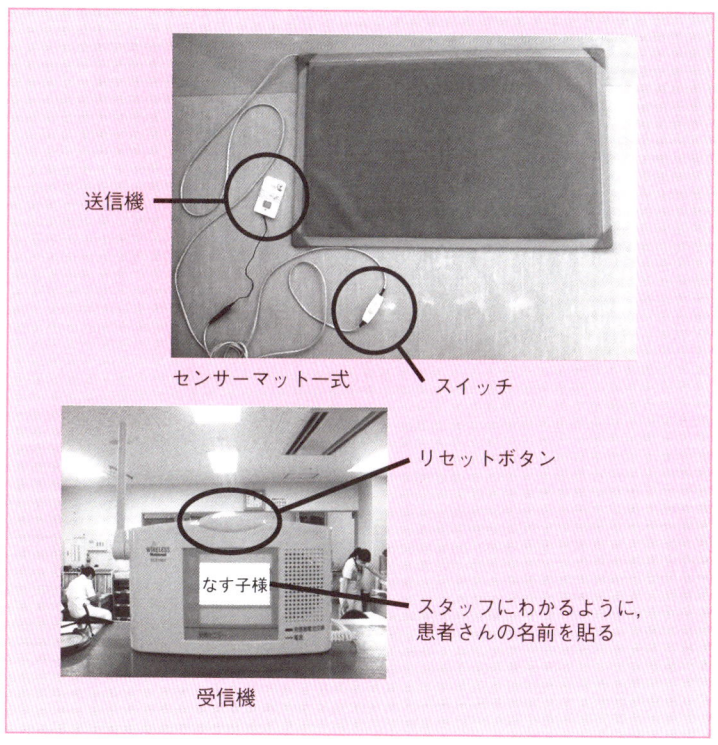

図中ラベル：送信機／センサーマット一式／スイッチ／リセットボタン／なす子様／スタッフにわかるように，患者さんの名前を貼る／受信機

**図3　センサーマット**
（写真：三次地区医療センター）

　こういう便利なものがあるんだから，必要に応じて利用するといいわね．でも，まだまだ値段が高いのが，難点なんだけど．

**アラフォーナースけん子**：私の知り合いの病院では，洗濯バサミが外れるとメロディーが流れるメロディーコール（**図4**）を使って，車イスからの転倒防止に利用しているそうですよ．メロディーコールの本体を車イス，洗濯バサミを車イスに座っている転倒のリスクの高い患者さんに取り付けて，患者さんが立ち上がろうとすると，洗濯バサミがはずれてメロディーがなるという仕組みだそうですよ．これは，安上がりで，役に立ちそうですよね．私たちの病院でも，使ってみます？

訴訟事例から学ぶ看護業務のリスクマネジメント

洗濯バサミを患者さんの衣服にはさむ

メロディーコール本体を車イスに固定

メロディーコール

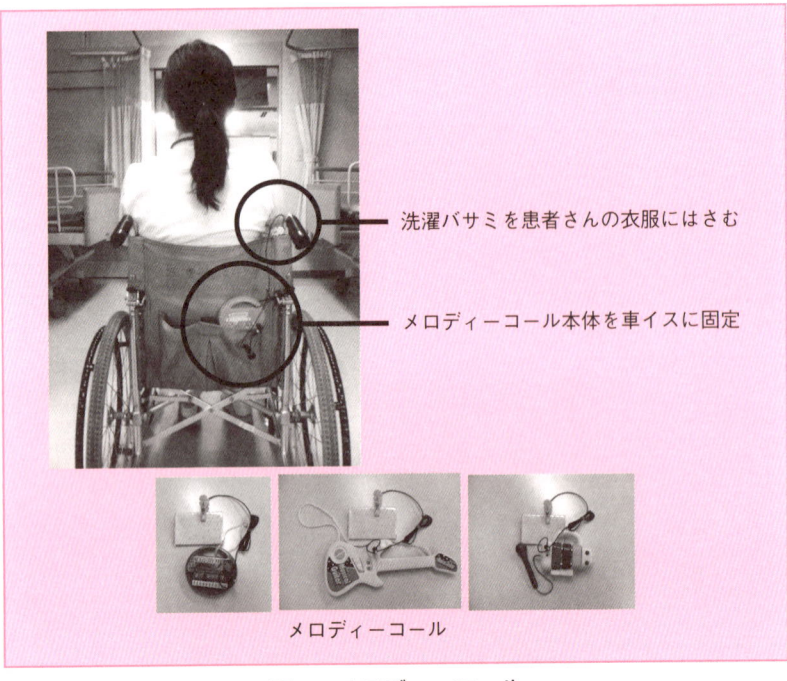

図4　メロディーコール
（写真：三次地区医療センター）

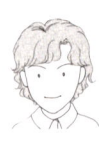

アラフォーナースけん子：（フレナースなす子に向かって）メロディーもいろいろあるそうよ（メロディーのリストをなす子に手渡す）．

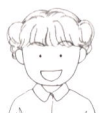

フレナースなす子：私は，「いつか王子様が」がいいわ（手を胸の前で組み，遠くを見つめる）．

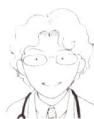

イケメン先生：そうそう，なす子ちゃん．今日，大路（おおじ）様っていう85歳の認知症で下血の人が入ったよ．担当する？「いつか」じゃなくて，「すぐにおおじ様が」だね．メロディーコールもちょうどいいね．

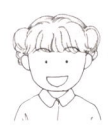

フレナースなす子：………．

## その5　身体拘束

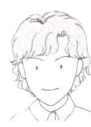

**アラフォーナースけん子**：病院における身体拘束は，少し前に新聞などマスコミに取り上げられ，話題になりました．りつか先生，今回は，身体拘束に関する事例って聞いたんですけど．

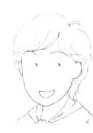

**りつか先生**：はい，一般病床での身体拘束について，裁判所の判断が出されています．安易な身体拘束は，もちろんダメですが，場合によっては許されることが示されています．ここでは，その事例を取り上げます．

> **POINT**　身体拘束以外に転倒・転落を防止する適切な代替方法がなく，必要最小限のものであれば，身体拘束は許されます．

### 【Case 6】
### 抑制は抑制的に事件（最高裁平成22年1月26日判決）

【患者】Aさん（80歳，女性）

【経過】
- 10月7日，変形性脊椎症，腎不全，狭心症などで入院．
- 入院当初は腰痛のため歩行困難であったが，徐々に軽快し，ベッドから車いすに移動してトイレに行ったり，手すりにつかまり立ちしたりできるようになる．看護計画では，痛みがひどいときは無理にトイレに行かず，昼にはリハビリパンツ，夜にはおむつを着用することとされる．
- 10月22日以降：夜になると大きな声で意味不明なことを言いながら，ゴミ箱を触って落ち着かない様子を見せるなど，せん妄症状あり．
- 11月4日：何度もナースコールを繰り返しておむつを替えて欲しいと要求し，これに対する看護師の説明を理解せず，一人でトイレに行った帰りに転倒．
- 11月5日：消灯後に頻繁にナースコールを繰り返し，おむつを替えてほしいと要求．看護師はおむつを確認し，汚れていないときは，そのことを説明．Aさんは納得しないため，汚れていなくても，その都度おむつを交換するなどして，Aさんを落ちつかせようと努める．
- 11月16日：午前1時ごろにも車いすで詰所を訪れ，車いすから立ち上がろうとし，「おしっこびたびたやでおむつ替えて」，「私ぼけとらへんて」などと大声を出す．
- 看護師BさんとCさんは，Aさんを病室に戻しても同様の行動を繰り返す可能性が高く，その際に転倒する危険があると考え，Aさんをベッドごと詰所に近い個室に移動．
- Aさんは個室でも「おむつ替えて」などと訴える．Aさんの興奮状態は一向に収まらず，ベッドから起き上がろうとする動作を繰り返す．

> - 看護師Bさんらは，午前1時ごろミトン（緊縛用のひもの付いたもの）を使用して，Aさんの右手をベッドの右側の柵に，左手を左側の柵に，それぞれくくりつける．
> - Aさんは口でミトンのひもをかじり，片方を外したが，その後，入眠．
> - 看護師Bさんらは，午前3時ごろミトンを外し，明け方に元の病室に戻す．
>
> 【Aさんの家族】身体拘束は不当などと提訴．
> 【裁判所の判断】Aさんの家族の請求を認めず（病院側勝訴）．
>
> - Aさんは腎不全の診断を受けており，薬効が強い抗精神病薬を服用させることは危険と判断されており，抑制行為以外に，Aさんの転倒・転落の危険を防止する適切な代替方法はなかった．
> - 拘束時間は約2時間にすぎず，必要最小限のものであった．
> - 抑制行為は，転倒・転落によりAさんが重大な傷害を負う危険を避けるため，緊急やむを得ず行った行為であり，問題はなかった．

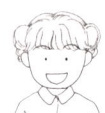

**フレナースなす子**：以前，マスコミで病院の身体拘束が話題になってて，絶対してはいけないのかと思ってました．一定の条件を満たせば，身体拘束は許される，っていう判断ですよね．

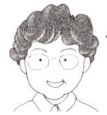

**ベテナースお松**：ええ，そうよ．大切なのは，他に適切な代替方法がなく，必要最小限ということであれば，っていう条件がついていることよ．

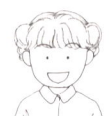

**フレナースなす子**：じゃあその条件を満たせば，看護師は安心して身体拘束できるということですね．

**ベテナースお松**：なす子ちゃん，身体拘束はしなくてすめば，それが一番なのよ．「安心して」なんて，そういう言い方自体に問題があるのよ．安易に身体拘束しているように思われるから，気をつけてね．患者さんやその家族の方々との信頼は長い時間をかけないと築けないけど，失うのは一瞬よ．

**りつか先生**：そうですね．お松様のそういう姿勢は立派なことと思います．ところで，この事例は，最終的に病院の主張は認められていますけど，患者さん側と最高裁まで争う過程で病院の払った労力はかなりのものと思います．裁判の準備の打ち合わせから，書類作成等々いろいろありますからね．この労力は，病院からすれば大きな損失ですよね．

**ベテナースお松**：そうでしょうね．身体拘束に関することについて，患者さんの家族にきちんと理解してもらっていれば，ここまで争うことはなかったと思います．よく，医療従事者と患者さんやその家族とのコミュニケーションの悪さが訴訟の要因の一つと言われるけど，なす子ちゃんも，患者さん側とのコミュニケーションには心を砕いてね．それが，

良い看護，そして，トラブル防止につながるわよ．英語のことわざに，「時を得た一針は九針の手間を省く」ってあるの知ってる？

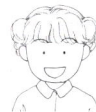

フレナースなす子：今，知りました！　患者さんの対応だけじゃなく，意中の男性にも使えそうな言葉ですね．「時を得た男性への一言は，九言の手間を省く！　頑張ります！」（心のなかでイケメン先生を思い浮かべる）

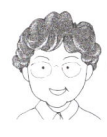

ベテナースお松：おっと，そっちに行く・・・（苦笑）．

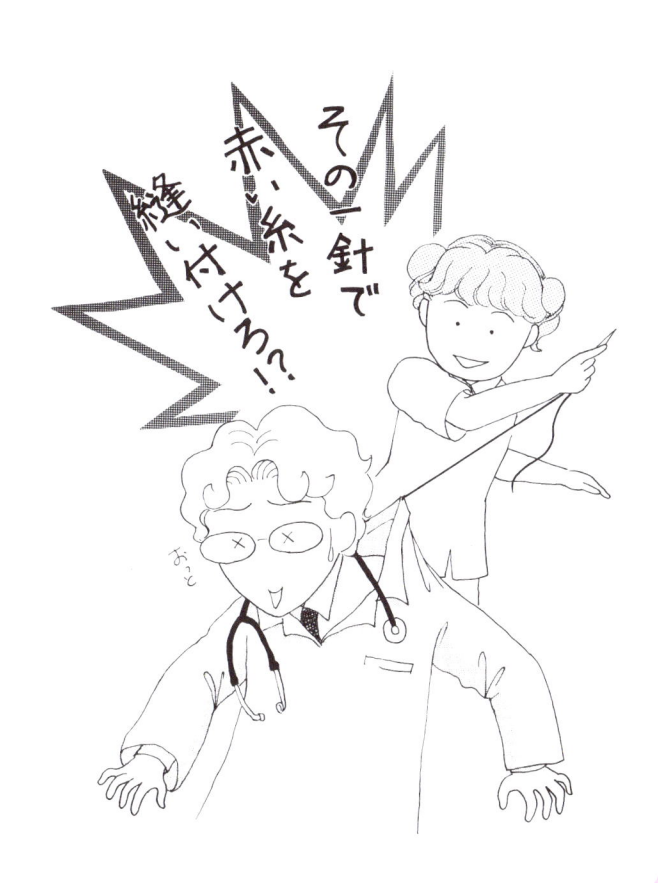

## コーヒーブレーク　ナースにおすすめシネマ　3

**アラフォーナースけん子のおすすめ編**

『夕凪の街　桜の国』

日本, 2007年, 監督：佐々部清, 主演：田中麗奈
（DVD販売元：東北新社）

（映画の前半みたいに，広島弁で紹介するけえね）

舞台は昭和33年と平成19年，「夕凪（ゆうなぎ）の街」ゆうたら広島のことなんよ．原爆が関係した映画なんじゃけど，原爆が人々に与えた影響を，広島に住む人らぁの何気ない毎日を通して，その人らぁの視線で，淡々と描いてあるんよ．淡々と描かれとる分，かえって，「生きる」ことの意味をじーんと考えさせられるんよ．昔だけじゃなくて，今につながるんがぶちええよね．主人公の名波（ななみ）さん役を田中麗奈さんが演じとって，彼女のおばさん（皆実（みなみ）さん）の若いころを麻生久美子さんが演じとるんじゃけど，映画見よったら，ほんまに皆実さんの面影が名波さんにあってから，演技力はもちろんじゃけど，このキャスティングもうまいよねえ，感心したんよ．ほんまにええ映画じゃけぇ，いっぺんは見たらええ思うんよ．

## その6　病室の見回り

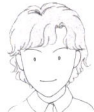

アラフォーナースけん子：病室の見回りしていて，思いがけない患者さんが転倒していたとか，呼吸が止まっていたとか，びっくり！ってこと，ありますよね？　今回は，そんな事件です．

**POINT**　喘息の患児には，コップのおもちゃを渡さないか，渡した場合には目を離さないようにしましょう．口元にくっついて窒息することがあります．それから，看護師が減る時間帯には，看護体制が極端に手薄にならないようにしましょう．

### 【Case 7】
### 喘息患児＋コップのおもちゃ＝？事件（東京高裁平成14年1月31日判決）

【患児】Aちゃん（1歳になったばかり，男児）

【経過】
- 気管支喘息のため，入院となる．
- 入院2日目：喘鳴があり，息を吸ったときの入り方がやや悪く，痰がらみの咳があり，鼻水が出ていたが，吸入や吸引を必要とするほどではない状況．
- この日（平日）の日勤帯の看護体制：看護師Bさんは，3つあるチームのうちの1つに所属．Aチームの看護師3名で5部屋7名の患児を担当．
- 午後11時40分～50分ごろ：看護師Bさんが訪室．Aちゃんに，頭床台に置いてあったプラスチック製のコップ様のおもちゃ（大小8個あって，重ねたり，大きなものに小さなものを入れたりして遊ぶことができる）3，4個を取って手渡す．
- 午後1時ごろ：看護師Bさん，訪室．Aちゃんはコップ様のおもちゃを3個くらい重ねたりして遊んでいる．看護師Bさん，いったん退室．
- Aチームの他の2名の看護師や他の何人かの看護師は昼食時間となり，看護師Bさんが1人でAチームの担当する5部屋7名の患児と他のチームの担当する病室の患児の看護をする状態となる．
- 午後1時30分ごろ：看護師Bさん，訪室．Aちゃんはベッドの上に横たわり，その鼻口をコップ様のおもちゃが閉塞しているのを発見．コップ様のおもちゃは，看護師Bさんが強く引いてようやく取り外せる．Aちゃんは心肺停止状態→救急蘇生術を実施されたが，四肢麻痺，てんかん，精神発達遅滞のため，常時介護が必要な状態となる．

【AちゃんおよびAちゃんの家族】看護師の訪室が不十分であったなどと提訴．

【裁判所の判断】AちゃんおよびAちゃんの家族の請求を認める．損害賠償額約1億3,400万円．

- この事故は，強い咳き込みによって陰圧が生じ，たまたま口元にあったおもちゃを払いの

- けることができなかったことなどが原因と考えられる．
- 担当看護師はもっと頻繁に訪室すべきであったが，他の看護師が昼食時間で不在だったため，多くの患児を担当してナースコールなどの対応をしており，もっと早い時間に訪室するのは事実上困難．担当看護師に過失なし．
- 担当医師は，コップ様のおもちゃが病室にあることを知らず，看護師にAちゃんがそのおもちゃで遊んでいる間の監視を指示する義務などない．担当医師に過失なし．
- 病院は，常時看護師が監視しうる体制を整えるべきであって，そのような体制が整っていなかったために，事故が発生したのであれば，医療機関としては，なすべき義務を果たさなかったと評価される．

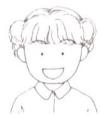

フレナースなす子：こんな事故もあるんですね．コップなんて，誰もが遊んだことのある，安全なおもちゃと思っていましたけど．

ベテナースお松：喘息の呼吸困難は，「吸う息」よりも「はく息」がうまくできないってことが，この事故の原因みたいね．だから，口元にくっついたコップのおもちゃがとれなかったんでしょうね．喘息の子どもさんにコップのおもちゃを渡すときは，要注意ね．一人のときにはコップのおもちゃは渡さないようにして，渡したときは目を離さないようにするか，家族がいるときには，こんな事故があることを説明して，目を離さないようにしてもらうよう伝えることが必要でしょうね．

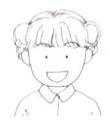

フレナースなす子：さっそく，実行するようにします！

ベテナースお松：それから，看護師の昼食時間帯で，看護態勢が手薄になったときに，この事故は起こっているわね．そこは，私たち，検討すべきでしょうね．看護師が半分ずつに分かれて昼食をとるにしても，この事例では看護師3人で患児7人を担当していたのが，昼食時間帯は，看護師1で患児7人＋他のチームの患児でしょ．そのチームの受け持ちの患児に関しては，看護態勢が半分じゃなくて，1/3以下になっているわよね．看護師が減る時間帯の，居残り看護師の担当のさせ方に問題があったといってもいいわよね．

りつか先生：裁判所も，その点に大きな問題があったと考えているようですね．ほとんどの場合，たとえ看護体制に問題があったと判断されても，担当看護師や担当医師にも過失があったと判断されています．担当看護師や担当医師に過失はなく，看護体制に問題があったという判断がなされているのは，私が知る限りこの事例だけです．

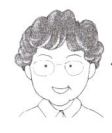

ベテナースお松：1人で3人分というわけにはいかないですものね．

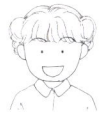

フレナースなす子：私なら3人で1人分です！

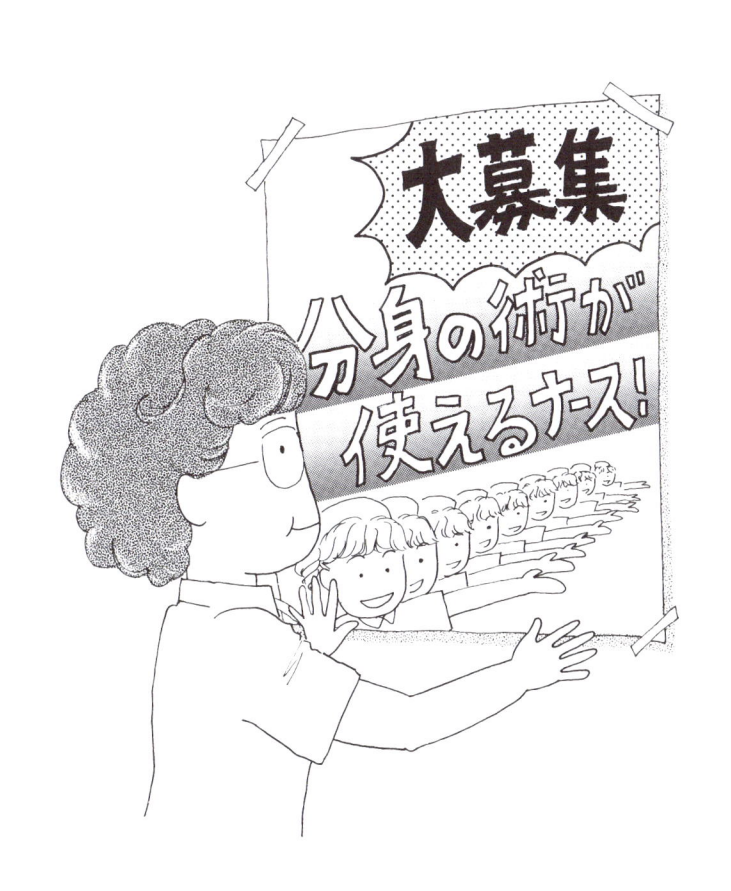

## その7　食事介助

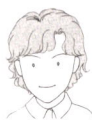

**アラフォーナースけん子**：看護師の業務として，食事介助も大切です．ここでは，食事が関係した訴訟事例を紹介してもらいます．

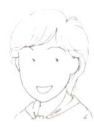

**りつか先生**：誤嚥による窒息事故の事例です．この事例では看護師に責任はないとされていますが，事故を防止できたチャンスがあったと考えられるものです．

**POINT** 嚥下障害のある患児（者）の場合，十分に食事監視をしましょう．誤嚥して窒息する可能性があります．

### 【Case 8】
### バナナはキケン？事件（東京地裁平成13年5月30日判決）

【患児】Aちゃん（4歳，女児）

【経過】
- 咽頭痛，頸部腫脹，発熱のため，小児科受診．扁桃は中等度～高度腫大し，口腔奥に狭窄あり．頸部リンパ節の著明腫脹あり．伝染性単核球症の疑いにて，入院となる（母親：看護師から，3歳以上は付き添いを許可していないといわれ，付き添いせず）．
- 担当医師：病院食として五分粥・五分菜・小児食を指示．抗菌薬，ステロイドの投与開始．
- Aちゃん：咽頭痛のため，ほとんど食事摂取ができない状態．空腹感を訴える．
- 入院3日目午前8時ころ：看護師Bさん，病室に朝食を運ぶ．食べるかと声をかけ，食器のふたをとったり，バナナの皮をむいたりしたが，患児は食事に手をつける様子なし．ナースステーションに戻る．
- 午前8時10分ごろ：看護師Bさん，病室に行くと，患児はバナナをのどにつめ，窒息状態．他の看護師と口腔内吸引を行い，医師に連絡．医師ら到着後，気管内挿管が試みられたが，不成功．トラヘルパーによる気管穿刺も不成功→死亡．

【Aちゃんの遺族】担当医師は誤嚥による窒息の危険があることを予見して，患児の食事について固形物の摂取を制限する必要があったなどと提訴．

【裁判所の判断】Aちゃんの遺族の請求を認める．損害賠償額約5,100万円．
- 担当医師は，食事を担当する看護師に対して，少しずつゆっくり食べさせたり，万一誤嚥を生じた場合には，すぐに吐き出させたりするために監視するなどの措置をとるよう具体的に指示すべきであった．
- 救命に当たった医師らは気管内挿管が困難と判明した時点で，速やかに気道確保の方法と

して気管切開に切り換えるべきであった．
- 看護師Bさんの過失に関しては，Aちゃんの当時の具体的症状を知っていたかどうか，具体的症状に基づく誤嚥の危険を知っていたかどうかについて，これを肯定するに足りる具体的な証拠はない．

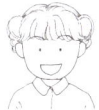

フレナースなす子：Aちゃん，かわいそう．病院で出されたバナナが原因で死んじゃうなんて……．看護師Bさん，ショックよね．ところで，裁判所は看護師じゃなくて，担当医師に責任があると言っているんですね．

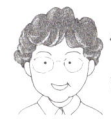

ベテナースお松：だれが悪い，って議論をするんじゃなくて，どうやったら，Aちゃんが死なずにすんだかを考えてちょうだい．

フレナースなす子：バナナを出さないとか……．でも，管理栄養士になったかろりちゃんは，バナナは柔らかくて離乳食にもよく使われるものだから，嚥下障害のある患者にもよく出すっていっていたわ．でも，バナナは柔らかいけど粘り気があるから，丸ごと出すと，このAちゃんみたいに窒息する危険があるんですね．出すのなら，小さく刻んで出すとか……，刻んだバナナをヨーグルトで和えるとか……．ヨーグルトで和えると，バナナの粘り気がなくなって，飲み込みやすくなるんじゃないかしら．

ベテナースお松：そうそう，その調子．バナナを小さく刻むだけだったら，一度にほおばると，窒息する危険があるわよね．刻んだバナナをヨーグルトで和えるっていうのは，とてもいい考えだと思うわ．さっそくそうしてもらえるように栄養科に連絡するわね．

イケメン先生：でも，この事例は，担当医師にとても厳しい判断なような気がするんですけど．医師は毎日の食事に何が出されているかまで，把握しないといけないんですか？こう言っては何ですけど，これはナースのほうがよくわかるように思うんですが，その点について，裁判所は何か言っていませんか？

りつか先生：担当看護師に関しては，Aちゃんの病状をきちんと知っており，その症状による誤嚥の危険を知っていたことをはっきりと示す証拠がないことから，その看護師に責任はないと判断しています．入院したばっかりで，カンファレンスもまだだったようですね．カンファレンス後で，担当看護師がAちゃんの病状を知っていながら病室を離れた場合には，先生が言われるように，看護師の責任も問われる可能性はあるでしょうね．
　（資料をみんなに配りながら）ところで，この事例以外にも，誤嚥事故が関係した訴訟事例があります．福岡地裁平成19年6月26日判決では，嚥下障害のある患者の食事の際の，担当看護師の義務が示されています．それは，

①患者が誤嚥して窒息する危険を回避するため，介助して食事を食べさせる場合はもちろん，患者が自分一人で摂食する場合でも，一口ごとに食物を咀しゃくして飲み込んだか否かを確認するなどして，患者が誤嚥することがないように注意深く見守る．

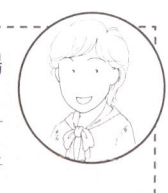

②誤嚥した場合には即座に対応すべきこと，仮に他の患者の世話などのため，患者の元を離れる場合でも，頻回（少なくとも5分に1回以上）に見回って摂取状況を見守る．

です．これらのことは，守るべきものですよね．

それから，別の事例，老人ホームで嚥下障害のある患者が誤嚥により死亡した事例，松山地裁平成20年2月18日判決では，食事介助を行う職員に対し，

①覚醒をきちんと確認しているか．
②頸部を前屈させているか．
③手，口腔内を清潔にすることを行っているか．
④一口ずつ嚥下を確かめているか．

などの点を確認する必要があることが指摘されています．病院での嚥下障害のある患者に対する食事介助でも，当然のことながら，これらのことが実施される必要があるでしょう．

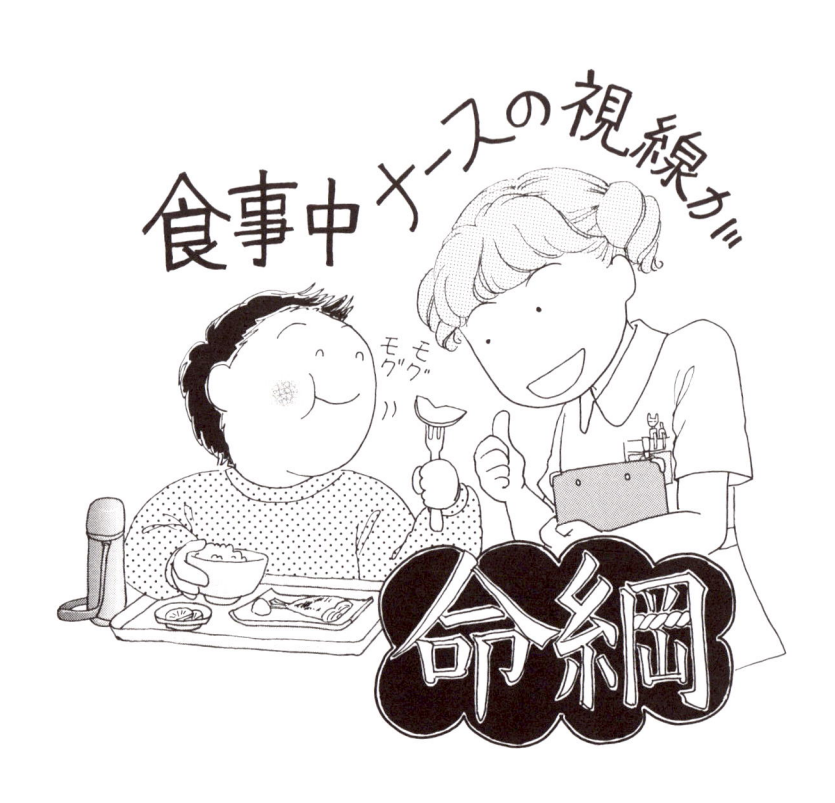

## コーヒーブレーク　ナースにおすすめシネマ　4

**イケメン先生のおすすめ編**

『ディア・ドクター』

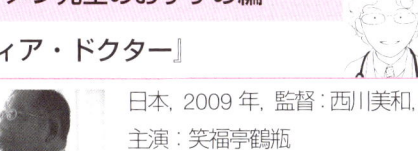

日本，2009年，監督：西川美和，主演：笑福亭鶴瓶
DVD販売元：バンダイビジュアル

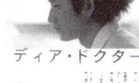

　山あいの小さな村の唯一の診療所に勤務する，その村に一人しかいない医師，伊野治（笑福亭鶴瓶）が失踪することにより始まる物語です．伊野と数年来コンビを組んできたベテラン看護師の大竹朱美（余貴美子）や，地域医療を現場で学ぶため2ヵ月前からその診療所で働いていた研修医の相馬啓介（瑛太）は突然の伊野の失踪に困惑してしまいます．その後の警察の捜査によって，誰も知らなかった伊野の姿が明らかになってきますが，さて，その事実とは？　というと，いかにもシリアスなストーリーのように思えますが，ときにユーモラスに，ときに軽快にとストーリーが織り上がっていきます．しかも，とても心が温まる物語です．というのも，人々の触れ合いが暖かい視線で描かれているとともに，この映画では，地方出身者にとってはおそらく原風景ともいえるシーン，緩やかな風によって，その葉の色を変えながらそよぐ青々とした水田の稲が，美しく映像化されています．この緩やかな風は，見る人の心のなかにも，心地よく吹き込んできそうなほどだからです．エンディングも，ちょっとしたハッピーエンドです．

　都会生まれの研修医，相馬は，都会の大病院とは異なる村の人々との触れ合いによって，新たな医療の形に気づかされますが……．私個人としては，年の近い研修医の相馬にとても共感があります．がんばれ，相馬先生!!　私もがんばります!!

### その8　精神科看護

アラフォーナースけん子：精神科看護には，他の科の看護と異なった点や特殊な点が多く，注意しなければならない点も，異なる部分があります．閉鎖病棟への入院や保護室への入室，身体拘束などに伴うものが，その代表例でしょう．次に，精神科看護が関係した事例を紹介してもらいます．

**POINT**　鎮静薬投与後に呼吸抑制の徴候があれば要注意！　厳重な観察をしましょう．医師への連絡もちゅうちょせず行うこと．

### 【Case 9】
### 口角の泡のなぞ事件（東京高裁平成13年9月12日判決）

【患者】Aさん（42歳，男性，肥満・頸部が短いといった身体的特徴あり）
【経過】
・統合失調症のため，過去5回B病院に入院治療歴あり．
・C医師に対し「気分が落ち込む」，「眠れない」などと訴え，入院となる．
・入院2日目午前11時ごろ：ペットボトルに入った水を廊下に撒く．看護師Dさんが注意したところ，「うるせいな」などと怒鳴って病室に戻る．
・E医師と看護師Dさんが病室に行き，「具合はどうですか」「落ち着かないのであれば注射か薬を」などと言ったところ，「副作用があるんだよ」「てめえやってみろ」などと怒りだし，E医師に殴りかかろうとする．
・E医師は他の医師と協議し，Aさんを保護室に収容することとする．
・Aさんは看護室に来るようにとの促しに対して，「お前がいるからイライラするんだよ」「幻聴，聞こえているよ」「うるせーんだよ手前は」などと怒鳴り，暴れだす．
・看護師らはAさんを押さえつけ，F医師がイソミタール®（睡眠薬）（0.5 g）2Aを10 mLに溶解し，約10分かけて静脈注射しレボメプロマジン（抗精神病薬）（25 g）2Aを筋肉注射し，Aさん入眠．
・午前11時50分ごろ：保護室に収容．血圧123/72 mmHg，呼吸数21回/分，鼻翼で二段呼吸．
・午後1時：看護師Gさん（保護室担当）が，Aさんを観察．血圧110/54 mmHg，呼吸数30回/分，舌根沈下気味．Aさんを左側臥位とする．Aさんは落ち着きを見せる．H医師に報告．血圧や全身状態をよく観察するようにとの指示あり．
・午後1時30分：看護師Gさん，Aさんを観察（他の患者のおむつ交換に行く途中で，血圧計や聴診器は携行せず）．口角に泡沫状の唾液（＋），呼吸は規則的だがやや浅くて早い状態．Aさんの背中に枕を置いて左側臥位をさらに深くする．

- ・午後1時45分ごろ：Aさん，全身チアノーゼ，瞳孔散大，心肺停止状態．蘇生術が施行されたが，回復せず，死亡確認．
- ・死亡診断書：死因は急性心筋梗塞．
- 【Aさんの遺族】死亡はイソミタール®の過剰投与などが原因と提訴．
- 【裁判所の判断】Aさんの遺族の請求を認める．損害賠償額約 2,800 万円．
- ・AさんはイソミタールⓇの呼吸抑制作用とともに，睡眠が深くなったことに伴って舌根沈下を生じ窒息死した蓋然性がきわめて高い．
- ・看護師Gさんは午後1時30分ごろまたはそれに接近した時点でAさんのバイタルチェックを行い，その状態を医師に報告するとともに，Aさんの呼吸状態の監視を継続すべきであった．

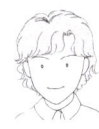

アラフォーナースけん子：1時30分に観察して，15分後に観察したときには，もう間に合わなかったという事例ですね．

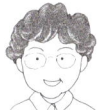

ベテナースお松：そう．だから，Aさんの1時30分の所見が重要よね．口角に泡沫状の唾液あり，呼吸は規則的だがやや浅くて早い状態．

アラフォーナースけん子：うーん，注射による呼吸抑制はあったように思えます．パルスオキシメーターがあれば$SpO_2$（動脈血酸素飽和度）をチェックして，ドクターに報告というのがベストアンサーでしょうか．エアーウエイを入れて，様子をみるという方法もあると思いますが．

ベテナースお松：そうね．担当看護師さんも呼吸状態が悪いと思ったんでしょうね．左側臥位を，さらに深くするという対応をとっているのだから．でも，左側臥位をとっていても呼吸状態が悪かったのであれば，その時点で，医師に連絡したほうがよかったでしょうね．左側臥位をさらに深くしても，呼吸状態がさらによくなるとは限らないしね．でも，この患者さんは裁判所が言うように，舌根沈下で亡くなられたのかしら？

アラフォーナースけん子：そうですね……．1時45分ころに見に行くと，全身チアノーゼで，瞳孔は散大しているという状況だから，そのときのAさんは呼吸停止直後とは考えにくいですよね．1時30分の体位変換したときかその直後に呼吸が止まったと考えられますよね．

ベテナースお松：口角に泡沫状の唾液があったということは，鼻ではなく，少しだけ開いていた口で呼吸していた，ということね．鼻詰まりか何かあって，鼻呼吸ができない状況があったのかも知れないわね．しかも，イソミタール®とレボメプロマジンの注射でAさんはぐったりして，まったく身動きできない状況．しかもAさんは肥満体．

アラフォーナースけん子：ということは，看護師がさらに左側臥位を深くしたとき，唯一の空気の通り道だった少しだけ開いていた口をふさいでしまった．しかも，本人はまったく身動きできない状況……．

イケメン先生：確かに，患者の死因を舌根沈下による窒息だけにするのは少し違和感を感じるところですよね．死因としては，舌根沈下および口腔内分泌物貯留による呼吸不全，あるいは，けん子さんとお松様の推理も含めて，広い意味での「呼吸抑制」とするほうが適当なように思いますけど，どうでしょう？

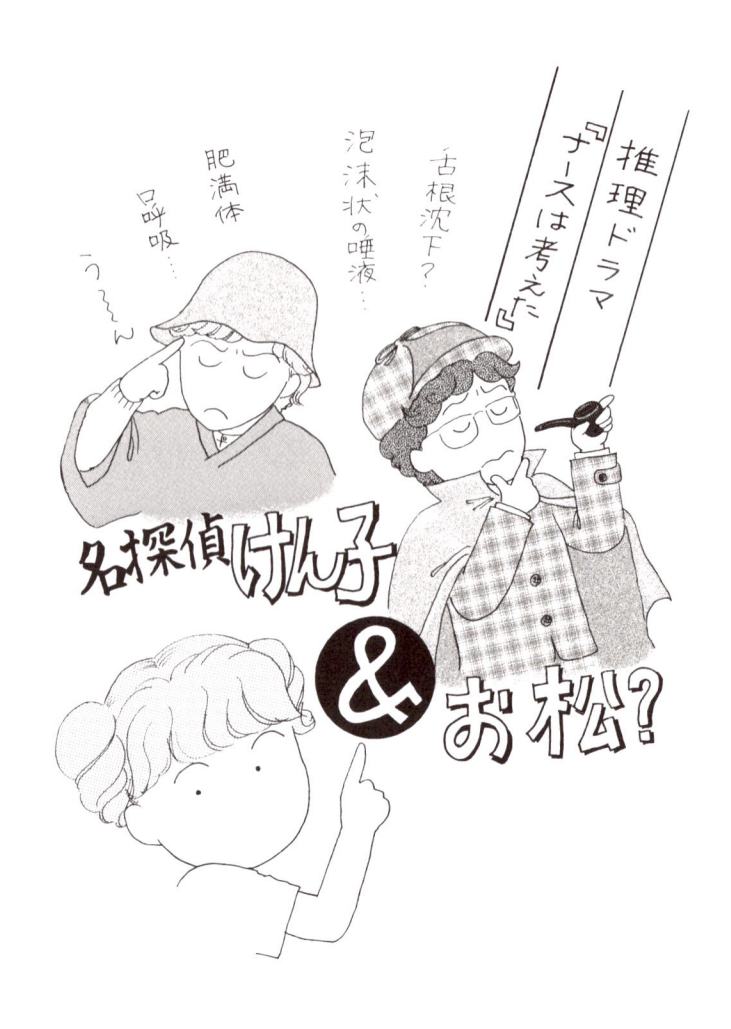

# Ⅲ

## 看護師の健康管理編

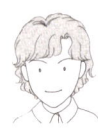

訴訟事例から学ぶ看護業務のリスクマネジメント

アラフォーナースけん子：看護事故―民事責任編に続いては，看護師の健康管理に関係したものを取り上げてもらいます．

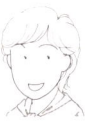

りつか先生：看護師は消毒薬などさまざまな薬剤を使いますが，薬剤使用に伴うトラブルが関係したものです．ここは雰囲気を変えて，レジメ風に．

## CRITICAL POINT
薬剤が原因で生じる疾患もあります．薬剤の取扱いにはご用心！

### 【Case 10】
### 消毒薬でこんなになるなんて事件（大阪地裁平成18年12月25日判決）

① 

【原告】看護師（昭和30年生）

【経過】

平成10. 5月以降：検査科勤務
　消毒薬のグルタールアルデヒドにより内視鏡洗浄を行う．
　　環境：透視室内の機器洗浄時の室内アルデヒド濃度：0.04〜0.20 ppm）
　　　　わが国　　　　　　　　　　：基準なし
　　　　米国最大許容ばく露限界　　　：0.2 ppm
　　　　米国工業保健衛生士協会推奨値：0.05 ppm以下
　　　　防護マスク・ゴーグル：透視室内に備え付けられていたが，
　　　　使用については，指示されず
グルタールアルデヒドの臭いにより，
　　　　口内炎，歯肉炎，気道粘膜の刺激症状あり．
　徐々に，症状悪化．

洗浄用流し

46

②
平成12. 6月（検査科勤務2年後）：グルタールアルデヒドを使用しない科に配属
グルタールアルデヒドの臭いにより，喘息様の症状出現．

現在は，主婦業．
グルタールアルデヒド以外にも，排気ガスやタバコの煙などによっても，
全身の掻痒感，強度の疲労，吐き気，呼吸困難感が出現することあり．
家にこもりがちとなっている．

## 診断は？

③
## 化学物質過敏症

・最初にある程度の量の化学物質にばく露されるか，あるいは低濃度の化学物質に長期間反復ばく露されて，いったん過敏状態となると，その後極めて微量の同系統の化学物質に対しても過敏症状をきたす．

・化学物質との因果関係や発生機序については未解明な部分が多い．

（平成8年度厚生省〔現厚生労働省〕研究班）

④
## 化学物質過敏症の診断基準
（平成8年度厚生省〔現厚生労働省〕研究班）

主症状
①持続あるいは反復する頭痛
②筋肉痛あるいは筋肉の不快感
③持続する倦怠感，疲労感
④関節痛

副症状
①咽頭痛
②微熱
③下痢・腹痛，便秘
④羞明，一過性の暗点
⑤集中力・思考力の低下，健忘
⑥興奮，精神不安定，不眠
⑦皮膚のかゆみ，感覚異常
⑧月経過多などの異常

検査所見
①副交感神経刺激型の瞳孔異常
②視覚空間周波数特性の明らかな閾値低下
③眼球運動の典型的な異常
④SPECTによる大脳皮質の明らかな機能異常
⑤誘発試験の陽性反応

主症状2項目＋副症状4項目
あるいは
主症状1項目＋副症状6項目＋検査所見2項目

（厚生省長期慢性疾患総合研究事業アレルギー研究班：科学物質過敏症パンフレット，平成8年より引用）

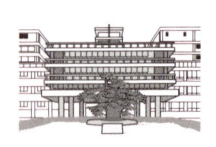

## ⑤ 裁判所の判断

使用者：労働者に対し安全配慮義務あり

・防護マスクやゴーグルの着用を指示しておらず → 指示すべきであった
・早い時期に配置転換すべき

病院側：検査室中のグルタールアルデヒド濃度（0.04〜0.2 ppm）は米国最大許容ばく露限界（0.2 ppm）を満たし，換気は良好であったと反論

裁判所：グルタールアルデヒド濃度基準 0.05 ppm を推奨する見解（米国工業保健衛生士協会）もある

⇩

約 1,100 万円の損害賠償を命じる

## ⑥

ほかに，化学物質過敏症が関係した訴訟事例としては，

医療従事者ではなく，高校生が関係．
（東京地裁平成 20 年 8 月 29 日判決）

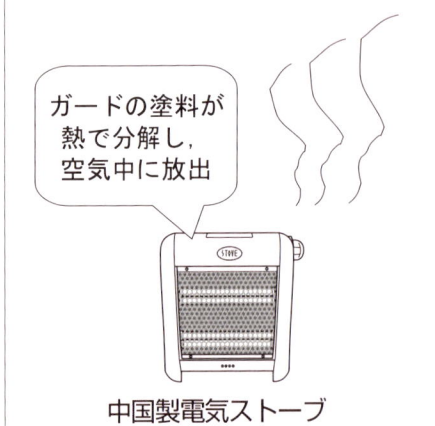

電気ストーブの使い始めに，異臭あり

使い始めて 1 週間から 10 日したころから，
・鼻粘膜の不快感
・目の充血
・手足のしびれ，脱力
・階段の上り下り困難
・顔面神経麻痺
など

その後，運動障害は消失したが，自動車の排気ガスやガソリンのにおいなどで頭痛や腹痛が出現．

ガードの塗料が熱で分解し，空気中に放出

中国製電気ストーブ

Ⅲ　看護師の健康管理編

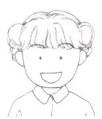

フレナースなす子：「カガクブッシツカビンショー」・・・こんな病気もあるんですね．

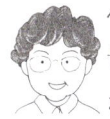

ベテナースお松：あなたが言うと「秘密のケンミンショー」みたいだけど……．医学の世界では，いまだに本当にこの病気が存在するかどうかが議論されているようですけどね．

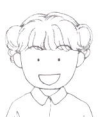

フレナースなす子：でも，この看護師さんやレジメ⑥の高校生は実際に体調が悪くなったんでしょ？　ねぇ，イケメン先生，「秘密のカビンショー」じゃなかったら何なんですか？

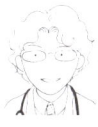

イケメン先生：……（答えがわからず，沈黙）．

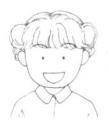

フレナースなす子：（あわてて，お松に向かって）グルタールアルデヒドって……．

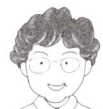

ベテナースお松：高水準消毒薬ですよ．商品名だと，ステリハイド®とか，サイデックス®とか，ステリスコープ®とか．最近はこれらの代わりに過酢酸，商品名だとアセサイド®なんかがよく使われるようになってきているわね．

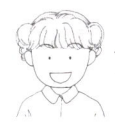

フレナースなす子：内服薬や注射薬もそうだけど，いろいろ名前があって，難しいですね．

ベテナースお松：あなただって「フレナース」とか，「おおかみナース」とか，いろいろ名前があるじゃないの．とにかく，看護業務でもさまざまな薬剤を取り扱うから，過敏症状があれば，その薬剤を取り扱わないようにしないとね．アナフィラキシーショックを起こすこともあるそうよ．

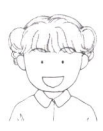

フレナースなす子：

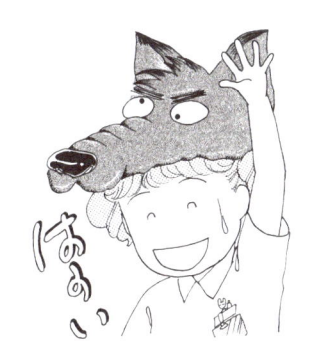

## Free Talk ❷　ナースの健康

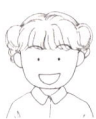

**フレナースなす子**：びっくり，って事例ばかりですけど，この消毒剤の事例なんかは，ナースが病院を訴えているんですね．訴訟というと，患者対病院とばかり思っていたけど．

**イケメン先生**：なす子ちゃんも知っている通り，ナースが事故の被害者ってのもあるからね．一番多いのが，針刺し事故．以前に比べれば減ってはいるけど，今も結構な数，あるよ．訴訟事例をみてみると，看護学生さんが患者さんに噛みつかれて，C型肝炎を発症というのもあるしね．結核などの院内感染も時々ある話ですしね．やっぱり医療従事者は，一種の危険業務だから，きちんと知識を持って，きちんと対応しないとね．二次災害は起こさない，っていうのが，救急隊の鉄則だそうだけど，われわれもね．最近は，過重労働の問題もあるしね．なす子ちゃん，いろいろと勉強することあるよ．ほら，手を出して．本，これに，これに，これに，……．

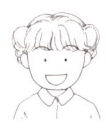

**フレナースなす子**：せっ，先生！　本，重すぎです！　重さも内容も，過重です！

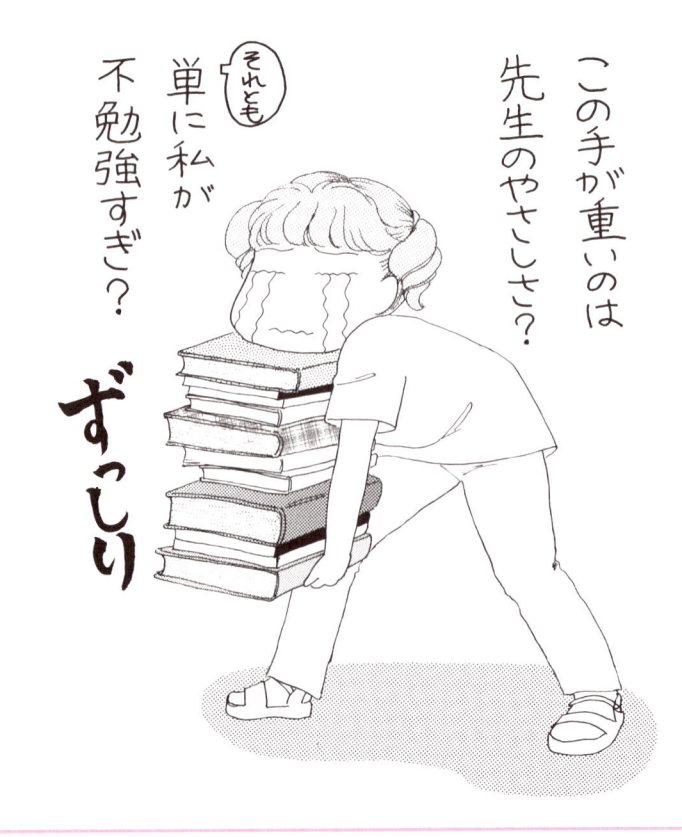

この手が重いのは先生のやさしさ？
それとも単に私が不勉強すぎ？
ずっしり

# IV

## 看護事故─刑事責任編

（次は，りつか先生によるミニレクチャーです）

りつか先生：**刑事訴訟**は，患者の死亡あるいは重大な後遺症などの障害に至った行為が，**刑罰という国家的制裁を科すものかどうか**を検討するものです．看護師の過失により患者が死亡したり傷害を負ったときに問われるのは，**業務上過失致死傷罪**（刑法211条1項）「**業務上必要な注意を怠り，よって人を死傷させた者は，5年以下の懲役若しくは禁錮又は100万円以下の罰金に処する**」というものです．条文には，何が「業務上必要な注意」かは具体的に条文に書かれているわけではなく，ケースバイケースの判断となります．刑事手続きでは，民事手続きよりも厳格な立証が検察側に求められるため，医療事故に対する民事上の責任が認められる件数に比べて，刑事上の責任を問われる件数はかなり少ないのが現状です．刑事責任を問われている事例のほとんどは，医療関係者以外でもミスと判断できるような，いわゆる単純ミスで患者が死亡したり，傷害結果を負ったような事例が多いです．

元検事の飯田英男先生が書かれた『刑事医療過誤Ⅱ［増補版］』（判例タイムズ社，平成19年）によると，平成11年1月から平成16年4月までに医療従事者の刑事責任が問われた事件は79件112人であり，うち看護師は40人（36％）です．年平均にすると約15件21人（看護師は約7.5人）程度です（**図5**）．全国でこの数ですから，特に多いとは言えない数だと思います．

刑事責任を問われている多くのものはいわゆる単純ミス，ヒューマンエラーと言われるものです．このような事故を起こした者に対し，罪を与えたところで本当に再発防止につながるかどうかは疑問が多いため，このような事故を犯罪として扱うことに，疑問を呈する意見もあります．アメリカなどでは，このような単純ミスは不可罰とされているところもあるようです．このような事例を防ぐためには，個人を罰するということよりも，フェイル・セーフ，つまり，単純ミスがあっても重大な事故に至らないようにするシステムの開発・整備が，重要と思われます．最近，いろいろなところでヒューマンエラーを防ぐ試みがなされているのは，皆さんもよくご存知と思います．

次に，これまでに看護師が刑事責任を問われた事例をごく簡略に列挙します．いずれも飯田英男著『刑事医療過誤Ⅱ［増補版］』に掲載されているものです．

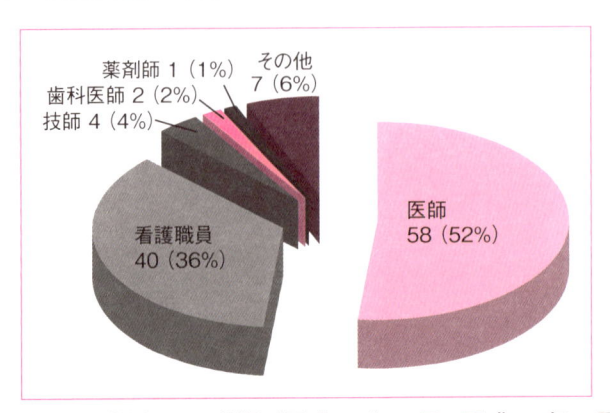

**図5 刑事医療過誤事件の職種による分類（平成11年1月～平成16年4月：79件112名）**

（飯田英男：刑事医療過誤Ⅱ［増補版］．判例タイムズ社，平成19年より作図）

- 医師 58（52％）
- 看護職員 40（36％）
- 技師 4（4％）
- 歯科医師 2（2％）
- 薬剤師 1（1％）
- その他 7（6％）

①投薬の間違い
・ヘパリン加生理食塩水と消毒液ヒビテン・グルコネート®を間違えて静脈注射し患者が急性肺塞栓症で死亡（実際に注射した看護師：禁錮1年執行猶予3年，薬剤を準備した看護師：禁錮8月執行猶予3年，東京地裁平成12年12月27日判決）
・他の点滴液と混合して点滴の指示があったカリウム製剤ケー・シー・エル®を希釈しないまま静脈注射し，患者が高カリウム血症による心肺停止により死亡（准看護師：罰金50万円，新津簡略式平成15年3月12日）
など

②処置に伴うもの
・患児（8ヵ月）の点滴針を挿入し直すため左手指に巻き付けてあったテーピングをはさみで切断する際に，患児の左小指指先ごと切断（看護師：罰金30万円，八幡簡略式平成12年8月23日）
・高齢患者に経鼻胃管を挿入した際，患者の右気管支内に誤挿入されたが，確認がなされず，そのまま栄養剤を注入したために，患者が窒息死（経鼻胃管を挿入し，胃内への挿入を確認しないまま管を固定した看護師：罰金30万円，確認しないまま栄養剤を注入した看護師：罰金30万円，虚偽診断書を作成した担当医師1名：罰金32万円，異状死の届出をしなかった院長：罰金2万円，盛岡簡略式平成14年12月27日）
など

③患者搬送に伴うもの
・心臓手術患者と肺癌手術患者の2名を1人で手術室まで搬送し，手術室看護師に引き渡した際，患者を取り違え，それぞれ別の手術が施行（手術室まで搬送した看護師および手術室看護師：それぞれ罰金50万円，執刀医2名・麻酔医1名に罰金50万円，麻酔医1名に罰金25万円，東京高裁平成15年3月25日判決）

④医療機器の取扱いに関するもの
・患者を清拭する際に，装着してあった人工呼吸器のメインスイッチをオフとしたが，清拭後にメインスイッチをオンとせず，フロントパネルの表示や胸郭の観察をしなかったため呼吸停止に気づかず，患者が急性呼吸不全で死亡（准看護師：罰金50万円，松江簡略式平成13年1月9日）
・人工呼吸器の加湿のために，本来使用すべき滅菌精製水と間違って容器が類似している消毒用エタノールを病室に持ち込み使用したため，患者がアルコール中毒により死亡（消毒用エタノールを病室に持ち込み使用した看護師：禁錮10月執行猶予3年，京都地裁平成15年11月10日判決）
・麻酔薬ディプリバン®をシリンジポンプで6mL/時で投与中，シリンジを交換し投与を再開する際，流量設定スイッチを押し間違え，106mL/時で再開してしまい，患者が加量投与による心肺停止により死亡（看護師：罰金50万円，武雄簡略式平成16年3月8日）
など

訴訟事例から学ぶ看護業務のリスクマネジメント

りつか先生：……．何か質問はありますか？

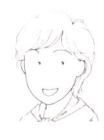

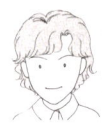

アラフォーナースけん子：質問を1ついいですか．事例の（　）内に記載されている簡略式って何を意味しているのですか？

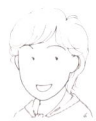

りつか先生：簡略式というのは簡易裁判所による略式命令という意味です．略式命令というのは，裁判所が公判を開かず，書面審理によって一定範囲の財産刑，つまり罰金を科すことです．略式命令を受けた者や検察官は，その命令が納得いかなければ，正式裁判の請求をすることができますが，ほとんどの場合は，その略式命令で確定しています．こんな説明でよいですか？

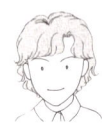

アラフォーナースけん子：はい，どうもありがとうございました．

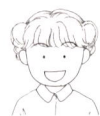

フレナースなす子：私も質問があります．以前，医療事故で産婦人科医が警察に逮捕されましたけど，どんなときに逮捕されるのですか？　看護師も逮捕されることはありますか？　もしかして，態度が悪かったりすると逮捕されるんですか？

りつか先生：医療事故で，看護師が逮捕されることはあり得ます．逮捕の要件としては，二つあります．一つ目は罪を犯したことを疑うに足りる相当な理由があることです．医療事故の場合は，業務上過失致死傷罪です．二つ目は逮捕の必要性があることです．それは，逃亡するおそれがある，もしくは，罪証（証拠）を隠滅（いんめつ）するおそれがあるということです．罪証の隠滅というと，医療事故の場合は，カルテの改ざんなどですね．なす子ちゃんが言う態度が悪いというのが，罪証を隠滅するおそれが強いと判断されれば，看護師が逮捕されることはあり得ます．二つの要件を満たさず，逮捕されることなく警察の捜査が終了すると，マスコミでよく聞く書類送検（しょるいそうけん）ということになります．

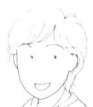

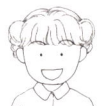

フレナースなす子：えっ，「しょるいそうけん」って何ですか？（書類創建？──書類で建物を建てる？　書類爽健？──書類が爽快元気？）

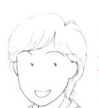

りつか先生：書類送検は，警察官が，被疑者の逮捕・勾留（こうりゅう）の必要がない事件の書類や証拠物を検察官に送る手続きをいいます．法律家は在宅送致（ざいたくそうち）というんですけどね．検察官は，その後，裁判所に起訴するかどうかを決定します．この時点で起訴しないと決定すると不起訴処分（ふきそしょぶん）となります．

IV　看護事故―刑事責任編

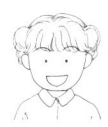

フレナースなす子：「ふきしょしょぶん」？（拭き所処分？　付記書処分？）

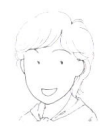

りつか先生：不起訴処分とは，・・・（説明を続ける）．

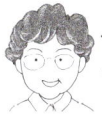

ベテナースお松：（アラフォーナースけん子に向かって）なす子ちゃん，ちゃんと理解しているのかしら？

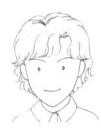

アラフォーナースけん子：なす子ちゃんの頭のなかでは，りつか先生の所属する「法務研究科」は，「ホーム（home）研究家」になってたりして．

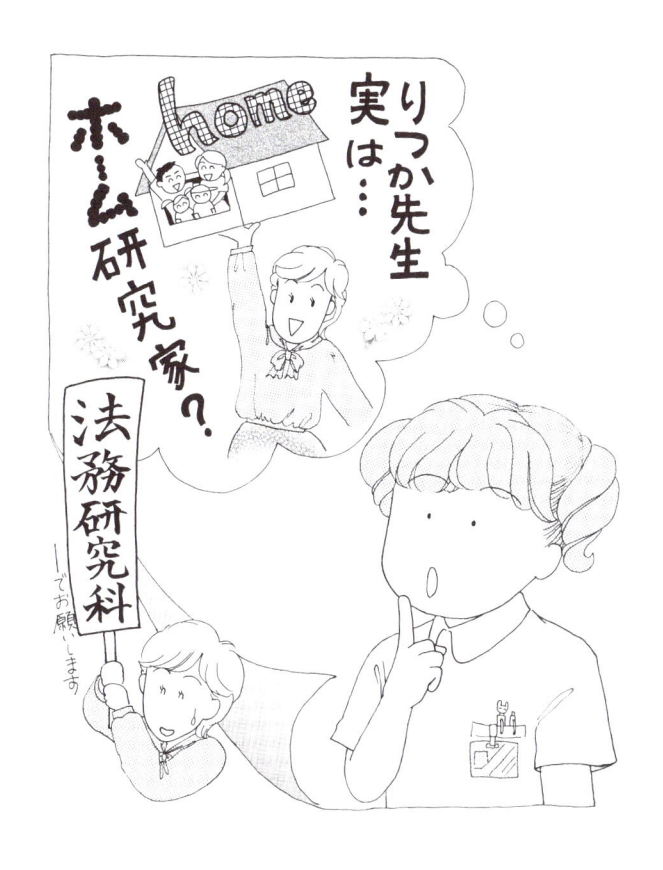

## ✅ キーワードチェック ❷

**勾留（こうりゅう）とは**……逮捕に引き続いて，身柄を確保するために，身柄を拘束することです．同じ音のものに，**拘留（こうりゅう）** がありますが，これは刑罰で，刑務所に入れられることです．同種の刑罰である禁錮より短期間（最長 29 日）です．

**執行猶予（しっこうゆうよ）とは**……判決で刑を言い渡された者が，その執行を条件付きで受けなくなる制度のことです．執行猶予期間中にさらに罪を犯した場合には，執行猶予が取り消される場合があります．

**不起訴処分（ふきそしょぶん）とは**……検察官の判断により，公判請求や略式請求がされない処分をいいます．罪にあたるが処罰しなくてもよいとか，罪にはあたらないなどの判断です．

**書類送検（しょるいそうけん）とは**……犯罪容疑者の身柄を拘束することなく，事件に関する書類および証拠物だけを検察官に送ることです．犯罪容疑者の逮捕の必要がない事件や，犯罪容疑者が死亡した場合などで行われます．

**略式命令（りゃくしきめいれい）とは**……簡易裁判所は，検察官の請求により，その管轄に属する事件について，公判を開かずに検察官の提出した資料のみにもとづいて，100 万円以下の罰金又は科料を科すことができます（刑事訴訟法第 461 条）．これを略式命令といいます．犯罪容疑者に異議がないことが必要です．略式命令に不服がある場合は，略式命令の告知があった日から 14 日以内に正式裁判の請求をすることができます（刑事訴訟法第 465 条）．

# ☕ コーヒーブレーク　ナースにおすすめシネマ　5

### りつか先生のおすすめ編
『**それでもボクはやってない**
スタンダード・エディション』

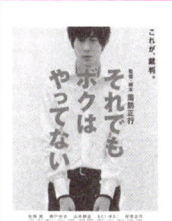

日本, 2007年, 監督：周防正行,
主演：加瀬　亮
DVD 発売中
¥3,990（税込）
発売元：フジテレビジョン/アルタミラピクチャーズ
販売元：東宝

電車で痴漢に間違えられた青年，金子徹平（加瀬　亮）が，裁判で自分の無実を訴える姿を，日本の裁判制度の問題点を浮き彫りにしつつ描いたものです．逮捕・勾留されてから裁判により判決が出されるに至るまでの経過が丁寧に描かれており，警察での事情聴取や裁判といったものが，リアルに感じられると思います．

看護事故も刑事手続きに入ることがありますが，事故を起こした看護師にとって警察での事情聴取をはじめ，裁判手続きなど，いずれも非常に心理的負担が大きいといわれます．過失で事故を起こした看護師は，それでなくても自分を責めていると思いますので，なおさらのことでしょう．

刑事手続きを知り，そのあり方を考えるうえでも，ぜひ見ていただきたい映画です．

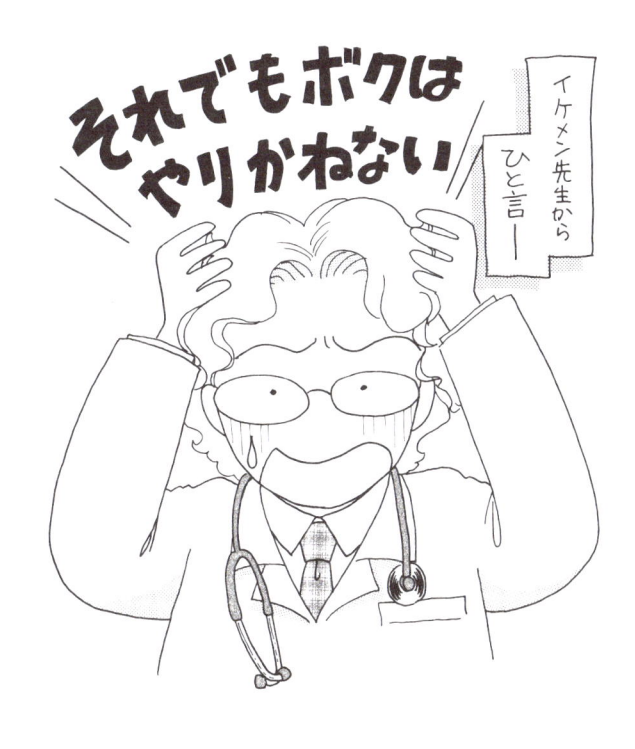

# Free Talk ③  　最後にみんなで

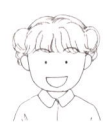

**フレナースなす子**：訴訟事例となると，やっぱり重い事例が多いですね．

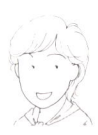

**りつか先生**：どうしても，患者さんが死んだり，後遺症を負ったり，っていう事例ばかりですからね．

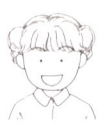

**フレナースなす子**：患者さんからお世話になりました，よくしてもらいました，たくさんお礼したい，っていう訴訟はないんですか？

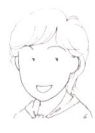

**りつか先生**：残念ながら，そういうのはないですね．

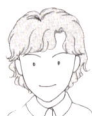

**アラフォーナースけん子**：でも，見てきた訴訟事例って，患者さんにとっては，見てはいけない看護の危うい世界，って感じなんでしょうね．

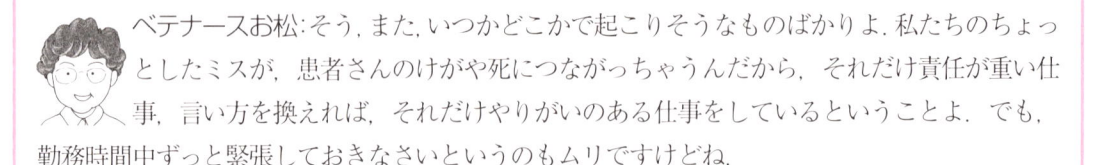

**ベテナースお松**：そう，また，いつかどこかで起こりそうなものばかりよ．私たちのちょっとしたミスが，患者さんのけがや死につながっちゃうんだから，それだけ責任が重い仕事，言い方を換えれば，それだけやりがいのある仕事をしているということよ．でも，勤務時間中ずっと緊張しておきなさいというのもムリですけどね．

**アラフォーナースけん子**：これまでの事例を見ていると，看護事故のパターンには大きく4つあるように思うんですけど．1つ目は，『ついうっかり』タイプ，いわゆるヒューマンエラーと言われるタイプです．人工呼吸器のスイッチ入れ忘れのようなタイプですね．2人でペアを組むようにするとか，駅員さんみたいに指差し・声出し確認するようにしないと防げないでしょうね．

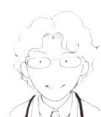

**イケメン先生**：ぼくもうっかり者だから，だれかにいつもそばにいてほしいですね．

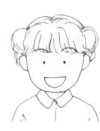

**フレナースなす子**：そ，それは，私が！

Ⅳ　看護事故―刑事責任編

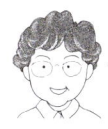

ベテナースお松：（咳払い）．

アラフォーナースけん子：（何もなかったかのように）2つ目は，『そのことについて知りませんでした』タイプ．同じ場所に注射針を刺して神経損傷を生じた「その場所が忘れられなくて事件」なんかが当てはまると思うんですけど．知っていたら，そんなことはしなかったというものです．針を刺して鋭い痛みがあった部位にもう1回，針を刺したらどうなるか……．ナースである以上，絶対知っておいて欲しいですよね．……まあ，もしかしたら，ついうっかり，同じ場所に針を刺したのかも知れませんけど．

ベテナースお松：けん子さんも，若い人の教育，これからもよろしくね．しっかり，教えてあげてね．ときどき，びっくり，ってことがあるから，しっかり知識を付けてもらって，それから，起こりうる危険を想定することも重要でしょうね．
　で，その次の3つ目は？

アラフォーナースけん子：はい，3つ目ですけど，3つ目は『「たぶん大丈夫」，「きっと大丈夫」が「大丈夫じゃなかった」』タイプ．急性アルコール中毒の患者を点滴して帰したら急死したという「急性アル中にご用心！事件」などがこれに入ると思います．たいていの場合は，問題なく過ぎていくんだけど，その患者に限って，みたいな感じですね．どこかにいつもと違うことがあって，そこに気付いていれば防ぐことができたというものです．

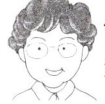

ベテナースお松：慣れが油断を生むというものでしょうね．慣れて自信がついたころに起きやすいタイプの事故だから，けん子さん世代は要注意よ．

アラフォーナースけん子：はい，心しておきます．「初心，忘れるべからず」ですね．
　それから，最後は，「1人じゃ無理だった」タイプ．看護師の見回りが不十分で，喘息の男の子がコップのおもちゃで窒息死した「喘息患児＋コップのおもちゃ＝？事件」がこれに当たると思います．
　ほかにも，事故の要因はあると思いますけど．

ベテナースお松：たしかに，けん子さんが言う通りだと思うわ．最後の「1人じゃ無理だった」タイプに関しては，よく言われるけど，病院組織としての姿勢や体制の問題が大きくかかわるものよね．この辺は，看護師長や病院幹部がしっかり対応しないとね．
　どちらにしても，事故防止は病院の総合力だから，個々のレベルを上げることと，組織としてのレベルを上げることの両方が必要よね．みんな研修会にもちゃんと出席して，個々のレベルを上げるようにしてね．過去の失敗を繰り返さないことが重要よね．だから，**この本をほかの人にもしっかりすすめましょう‼**

59

全員：は～い．

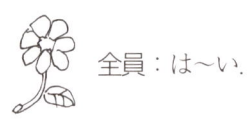

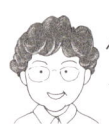

ベテナースお松：じゃあ，今日はここまで！　ここまで，よく勉強したから，今度，打ち上げをしましょうか．

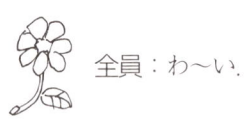

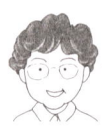

全員：わ～い．

ベテナースお松：どこに行く？

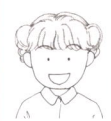

フレナースなす子：カープ応援に行く！　それから，カラオケ！「こ～こ～は，こ～こ～は，ひろ～し～ま！」．

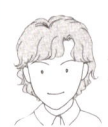

アラフォーナースけん子：なす子ちゃんて，心の底からローカルね．

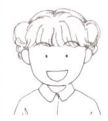

フレナースなす子：「広島県人は，みんな，ほっとけんじん」なの！（どうやら，弱いカープをほっとけん（放っとけん）とホットな県人がかけてあるらしい）

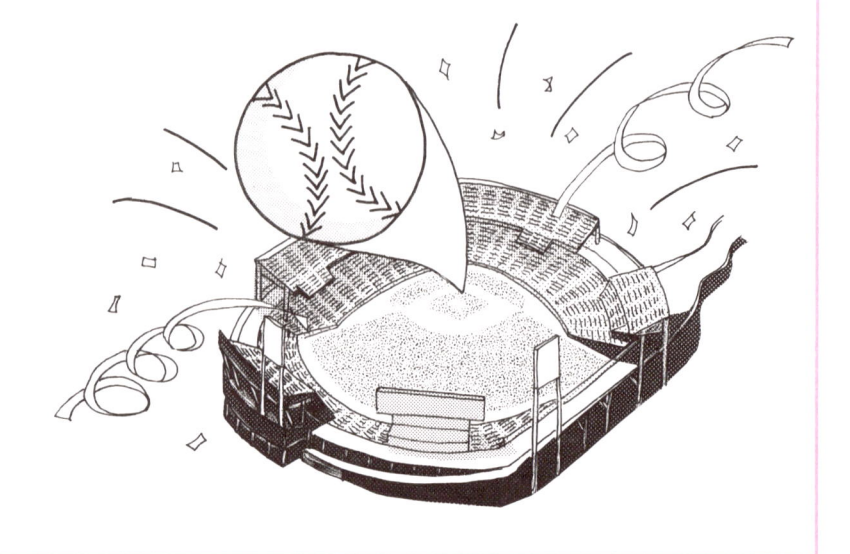

全員：……．

**裁判例の出典**

【ケース1】福岡地裁小倉支部平成14年7月9日判決：裁判所ホームページ判例検索

【ケース2】大阪地裁平成10年12月2日判決：判例時報1693号105頁，判例タイムズ1028号217頁

【ケース3】東京地裁平成14年2月20日判決：東京・大阪医療訴訟研究会編「医療訴訟ケースファイルVol.1」，判例タイムズ社，東京，364頁，2005年

【ケース4】高松高裁平成18年9月15日判決：判例時報1981号40頁

【ケース5】東京地裁平成8年4月15日判決：判例時報1588号117頁

【ケース6】最高裁平成22年1月26日判決：裁判所ホームページ判例検索，判例時報2070号54頁，判例タイムズ1317号109頁

【ケース7】東京高裁平成14年1月31日判決：判例時報1790号119頁

【ケース8】東京地裁平成13年5月30日判決：判例時報1780号109頁，判例タイムズ1086号253頁

福岡地裁平成19年6月26日判決：判例時報1988号56頁，判例タイムズ1277号306頁

松山地裁平成20年2月18日判決：判例タイムズ1275号219頁

【ケース9】東京高裁平成13年9月12日判決：裁判所ホームページ判例検索，判例時報1771号91頁

【ケース10】大阪地裁平成18年12月25日判決：裁判所ホームページ判例検索，判例時報1965号102頁，判例タイムズ1238号229頁，労働判例936号21頁

東京地裁平成20年8月29日判決：判例時報2031号71頁，判例タイムズ1313号256頁

**参考文献**

・宇津木伸，他著：医事法判例百選．有斐閣，2006年
・荒井俊行，他著：裁判例から読み解く看護師の法的責任．日本看護協会出版会，2010年
・深谷 翼著：判例に学ぶ看護事故の法的責任．日本看護協会出版会，2003年
・和田仁孝，他編著：医療事故対応の実践―判例と実例に学ぶ．三協法規出版，2009年
・甲斐克則編：確認医事法用語250．成文堂，2010年

## 終わりに

　病院は，さまざまなドラマが生まれる場所です．大事な人が救急車で担ぎ込まれたり，亡くなったり，一方では，新しい命が生まれたりします．看護師はその病院ドラマのなかで，重要な役割を担っています．しかし，看護師の不注意・不勉強で，医療事故という悲しくつらいドラマを作ってはいけません．医療事故は，誰も幸福にしません．この本が，そのような不幸な医療事故を少しでも減らすことにつながればと切に願っています．

　私たちもこの本を作りながら，いろいろなことを考えました．結局，まじめに一生懸命仕事をすること，これにつきるような気がいたします．うまくいかなかったときでも，もし患者さんや家族に許してもらえるとすれば，精一杯やっていたということ以外にないような気がいたします．

　この本には，まだまだ至らない点が多々あろうかと思います．お気付きになられた点をご指摘いただければ幸いです．できるだけ，よりよいものにしていきたいと考えています．ちょっとローカル色を出し過ぎたようにも思いますが，この点はお許しください．

　最後になりましたが，このような書物の出版の機会を与えてくださいました新興医学出版社の皆様，内容に関しまして貴重なご助言をいただきました広島大学病院救急部の岩崎泰昌先生，県立広島病院医療安全管理部の大垣玲子様，かつての同僚で現在イギリス在住の看護師井上真紀様，そして，広島大学保健管理センター職員の皆様をはじめ，ご協力いただきました皆様に，心よりお礼申し上げます．

著者を代表して

日山　亨

# Index

## あ

| | |
|---|---|
| アセサイド® | 49 |
| アルコール中毒 | 53 |
| アルデヒド | 46 |
| 慰謝料 | 13 |
| 逸失利益 | 13 |
| 医療機器 | 53 |
| 隠滅 | 54 |
| 嚥下障害 | 38 |

## か

| | |
|---|---|
| 外来診療補助 | 21 |
| 化学物質過敏症 | 47 |
| 確定 | 54 |
| 過酢酸 | 49 |
| 加量投与 | 53 |
| カルテの改ざん | 54 |
| 簡易裁判所 | 54 |
| 看護計画 | 27 |
| 看護事故訴訟 | 6 |
| 患者搬送 | 53 |
| 簡略式 | 54 |
| 求償請求 | 14 |
| 急性アルコール中毒 | 22, 24 |
| 急性アル中 | 21 |
| 行政訴訟 | 6, 7 |
| 業務上過失致死傷罪 | 7, 8, 52, 54 |
| 禁錮 | 8 |
| グルタールアルデヒド | 46 |
| 刑事訴訟 | 6, 7, 52 |
| 結核 | 50 |
| 健康管理 | 46 |
| 検査補助 | 19 |
| 高水準消毒薬 | 49 |
| 勾留 | 54, 56 |
| 拘留 | 56 |
| 誤嚥 | 38 |
| 呼吸抑制 | 42 |
| コミュニケーション | 32 |

## さ

| | |
|---|---|
| 採血 | 10 |
| 財産的損害 | 13 |
| 罪証 | 54 |
| 在宅送致 | 54 |
| サイデックス® | 49 |
| C型肝炎 | 50 |
| 執行猶予 | 56 |
| 証拠 | 54 |
| 消毒薬 | 46 |
| 食事介助 | 38, 40 |
| 書類送検 | 54 |
| 神経損傷 | 10, 11 |
| 人工呼吸器 | 53 |
| 身体拘束 | 31 |
| ステリスコープ® | 49 |
| ステリハイド® | 49 |
| 正式裁判 | 54 |
| 精神的損害 | 13 |
| センサーマット | 29 |
| 損害賠償 | 13 |

## た

| | |
|---|---|
| 逮捕 | 54 |
| 窒息 | 53 |
| 窒息事故 | 38 |
| 注射 | 10 |
| 注腸造影検査 | 19 |
| 懲役 | 8 |
| 鎮静薬 | 42 |
| 転倒 | 27 |
| 転落 | 27 |
| 投薬の間違い | 53 |

## は

| | |
|---|---|
| 反射性交感神経性異栄養症 | 14, 15 |
| 不起訴処分 | 54, 56 |

## ま

| | |
|---|---|
| 麻酔薬 | 53 |
| マニュアル | 17 |
| 見回り | 35 |
| 民事訴訟 | 6 |

## ら

| | |
|---|---|
| 離床センサー | 29 |
| 略式命令 | 54 |

63

## ■著者プロフィール

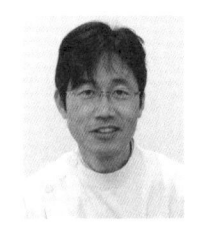

**日山　亨（ひやま　とおる）**
現籍：広島大学保健管理センター（医師）
ひとこと：医療従事者だから感じること，考えることは多々あります．足元を固めながら，新しい医療へ，より良い医療への貢献ができたらいいなと考えています．
趣味：アジアン料理作り，街歩き
好きな言葉：ナッシング・イズ・インポシブル（やればできる）！

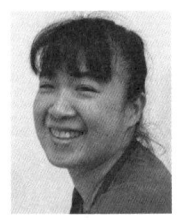

**楠見　朗子（くすみ　あきこ）**
現籍：JA広島厚生連尾道総合病院（看護師）
ひとこと：患者中心の看護を目指して，日々発展する新しい医療に対応できるようなチーム作りができたらと考えています．
趣味：今の仕事，映画鑑賞
好きな言葉：時間は，あるものではなく作るもの．出る杭は打たれるが，出すぎた杭は打たれない

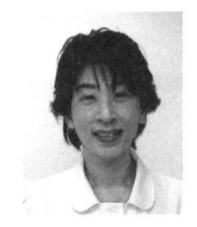

**倉本　富美（くらもと　ふみ）**
現籍：三次地区医療センター（看護師）
ひとこと：毎日いろいろな出会いがあります．いつもの人，初めて会う人．そのなかで，なにげないひとことがうれしかったり，へこんだり，笑えたり．私の言葉も同じ力を持っているはず．その出会いを大切にし，よい人間関係を作りたいと思っています．
趣味：読書，創作料理
好きな言葉：千里の道も一歩から

■イラストレーター　いいだ　いずみ

■編集協力
広島大学病院医療安全管理部
広島大学大学院法務研究科（法科大学院）　日山　恵美
広島大学保健管理センター長　吉原　正治

---

© 2012　　　　　　　　　　　　　　　第1版発行　2012年3月15日

### 訴訟事例から学ぶ
### 看護業務のリスクマネジメント

（定価はカバーに表示してあります）

検印省略

編著　日山　亨
　　　楠見　朗子
　　　倉本　富美

発行者　　林　峰子
発行所　　株式会社 新興医学出版社
〒113-0033　東京都文京区本郷6丁目26番8号
電話　03（3816）2853　　FAX　03（3816）2895

印刷　三報社印刷株式会社　ISBN978-4-88002-731-9　　郵便振替　00120-8-191625

- 本書の複製権・上映権・譲渡権・公衆送信権（送信可能化権を含む）は株式会社新興医学出版社が保有します．
- JCOPY〈（社）出版者著作権管理機構　委託出版物〉
本書の無断複写は著作権法上での例外を除き禁じられています．複写される場合は，そのつど事前に（社）出版者著作権管理機構（電話 03-3513-6969, FAX 03-3513-6979, e-mail：info@jcopy.or.jp）の許諾を得てください．